中医面诊：

看五官识五脏

姜庆荣◎编著

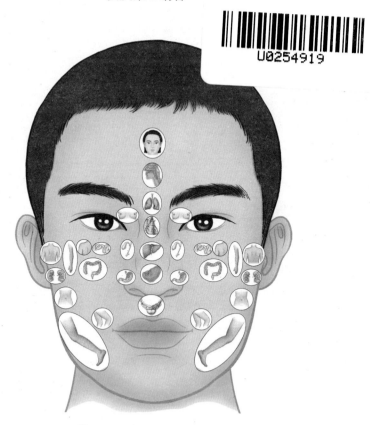

四川科学技术出版社

图书在版编目（CIP）数据

中医面诊：看五官识五脏 / 姜庆荣编著. -- 成都：
四川科学技术出版社，2024. 11. -- ISBN 978-7-5727
-1583-9

Ⅰ. R241.2

中国国家版本馆 CIP 数据核字第 2024405UJ5 号

中医面诊：看五官识五脏
ZHONGYI MIANZHEN: KAN WUGUAN SHI WUZANG

编 著 姜庆荣

出品人	程佳月
选题策划	鄢孟君 单天倩
责任编辑	万亭君
营销编辑	赵 成
封面设计	弘源文化设计部·李舒园
版式设计	韩亚群
责任出版	欧晓春
出版发行	四川科学技术出版社
地 址	四川省成都市锦江区三色路238号新华之星A座
	邮政编码：610023 传真：028-86361756
成品尺寸	155 mm×220 mm
印 张	10 字 数 200 千
印 刷	北京一鑫印务有限责任公司
版 次	2024年11月第1版
印 次	2024年11月第1次印刷
定 价	58.00元

ISBN 978-7-5727-1583-9

目录

第五章
观舌知健康

第六章
常见病症诊疗法

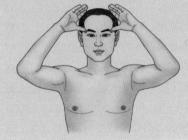

第一章

面诊基础知识

● 中医面诊在我国有着悠久的历史，是我国历代医家经过几千年来诊断疾病积累起来的宝贵经验。两千多年前的《黄帝内经》就认为人体的局部和整体具有辩证统一的关系，即身体每一个局部都与全身的脏腑、经络等密切相关。因此在诊病时，通过观察五官等就可以大致了解人的健康状况。

● 本章对面诊的基础知识进行介绍，其中包括：什么是面诊、面诊的理论依据、脏腑在面部的反射区、面部脏腑分属、面诊的要点等。

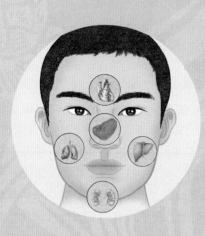

什么是面诊

中医面诊是我国医家历代相传的宝贵经验，在我国有着悠久的历史。在古代，中医利用人面部呈现出的各种特征来确定这个人是否患病以及患病的轻重。那么，什么是面诊呢?

面诊就是通过观察面部反射区来判断脏腑疾病与健康状况的诊法，即医生运用望诊的诊断方法来对面部整体及五官进行观察，从而判断人体全身与局部的病变情况。通过对面部形态、颜色、神态等方面的观察，从而得知脏腑、经络、气血功能的状态，简而言之就是"看五官，观气色，辨脏腑之病"。

根据脏象学说的理论，内在的五脏，各自与外在的五官七窍相连。所谓五官，是指眼、鼻、口、舌和耳，它们是五脏运行状态的外部表现。七窍，是指头面部的七个孔窍，即两只眼睛、两只耳朵、两个鼻孔和一个口。五脏的精气通于七窍，头面部能直接反映人的身体状况。因此，每当人体有潜伏的病症时，头面部就会相应地出现一些变化。

中医中的望、闻、问、切诊断方法都是为辨证论治服务的。面诊属中医望诊的范畴，通过对面部形态、颜色、神态等方面的观察，从中获得脏腑、气血各种病理变化的部分情况，作为辨证和论治的一种依据。"有诸内者，必形诸外"是中医学朴素的辨证法。所谓"相由心生"，是由于脏腑与面部之间有紧密的联系，内在五脏六腑的病理变化或心理变化，都会表现在面部的相关区域，所以面部的望诊能洞察病机，掌握病情。"疾病欲来神色变"，身体的变化过程，无论是从健康到病态，或是由病态慢慢康复，其转变大多是循序渐进的，而且一定会出现某些征兆。正如《望诊遵经》所说："将欲治之，必先诊之。"如果我们能够仔细认真地观察人的五官七窍，发现其中的细微变化，及早采取措施，便可避免疾病发生或疾病恶化。

面诊流程图

面诊是中医诊断学的一个重要组成部分，是通过观察人的面部形态、颜色、神态等的变化，来搜集所需要的诊断信息。

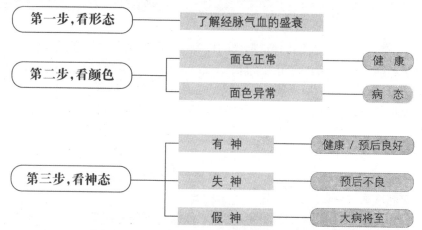

第一步,看形态 ── 了解经脉气血的盛衰

第二步,看颜色 ┬─ 面色正常 ── 健　康
　　　　　　　└─ 面色异常 ── 病　态

第三步,看神态 ┬─ 有　神 ── 健康／预后良好
　　　　　　　├─ 失　神 ── 预后不良
　　　　　　　└─ 假　神 ── 大病将至

面部五脏反射区的分布

古人将人的面部与人体脏腑对应，作为望诊的依据。中医学认为五官端正、轮廓分明、光泽有神是健康的标志。

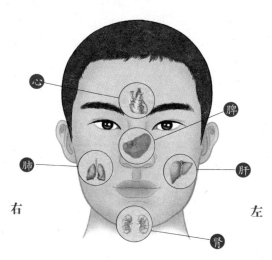

心　脾　肺　肝　肾

右　　　　　　　左

面诊的理论依据

《黄帝内经》是面诊理论形成的代表作。早在两千多年前,《灵枢·邪气脏腑病形》就指出:"十二经脉,三百六十五络,其血气皆上于面而走空窍。"这说明人体内脏功能和气血状况在面部都有相应表现,人们可以通过对面部各种状况的观察,来了解人体的健康状况和病情变化。

面部为诸多经脉的汇聚之所

心主血脉,其华在面,手足三阳经皆上行于头面,面部的血脉丰盛,为脏腑气血之所荣。

中医学通过长期大量的医疗实践,逐渐认识到人体是一个统一的有机整体,以五脏为中心,经络为通道,气血为媒介,内联脏腑,外络肌肤、四肢百骸。人体的各个部分相互联系,相互影响,相互作用。因此,体内脏器的变化,会在身体外部表现出来;身体外部的变化,也可以影响到内部组织器官。局部的病变,可影响到全身;反之,全身病变也可在局部,如头发、目、鼻、唇、耳等部位反映出来。因而观察人体各部位的形态、气色变化等,可以大致判断出内在各脏腑的功能状态。这就是面诊的基本理论依据,其相对较完善的理论系统早在《黄帝内经》中就已经形成。

面部变化较其他部位更容易把握

面部皮肤薄嫩,处于人体的高处,色泽变化易于外露,所以在望诊中也最容易把握。

观察人体外部的异常,可以探知人体内部的变化,进而判断人体内部脏器可能发生的病变。即《黄帝内经》所言"视其外应,以知其内脏,则知所病矣"。如元代医学家朱震亨所说:"欲知其内者,当以观乎外;诊于外者,斯以知其内。盖有诸内者形诸外。"身体的变化过程虽然多循序渐进且缓慢不易察觉,但是都有蛛丝马迹可寻。我们平时要留心观察面部,以期发现其细微的变化,进而探知变化发生的原因,从而避免疾病的恶化。

人的头面是许多经脉的汇聚之地

人体许多经脉都上行至头面部，人体经脉运行自如是脏腑精气充足的表现。所以，观察人的头面部可以作为诊断脏腑病变的一种手段。

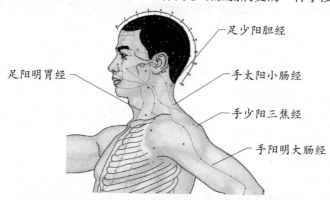

- 足少阳胆经
- 手太阳小肠经
- 手少阳三焦经
- 手阳明大肠经
- 足阳明胃经

面部与全身的对应

人体面部与全身都有一定的对应关系，我们可以利用这种对应关系来判断身体各部位的变化。下图呈现的是面部侧面与人体各部位的对应关系，另一面与此面对称。

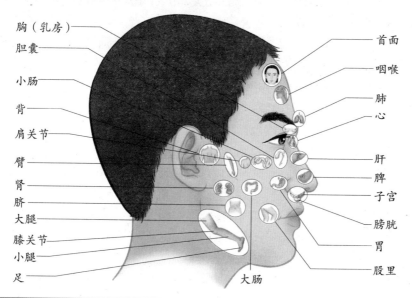

- 胸（乳房）
- 胆囊
- 小肠
- 背
- 肩关节
- 臂
- 肾
- 脐
- 大腿
- 膝关节
- 小腿
- 足
- 大肠
- 首面
- 咽喉
- 肺
- 心
- 肝
- 脾
- 子宫
- 膀胱
- 胃
- 股里

脏腑在面部的反射区

面部可以反映身体各部位的生理信息，因此面部是身体的完整缩影。面部的各部又分属不同的脏腑，这是面部望诊的基础。清代医学家陈士铎说："看病必察色，察色必观面，而各有部位，不可不知。"

《灵枢·五色》中将人的面部比喻为一座宫廷院落，鼻居中央，地位最高，故曰"明堂"。其余各部，皆形象化地予以想象：眉间称"阙"，额称"庭（颜）"，颊侧称"蕃"，耳门称"蔽"。正如《望诊遵经》所说："首面上于阙庭，王宫在于下极，五脏次于中央，六腑挟其两侧。"这是面部脏腑分布的总规律。

面部各部分与五脏均有对应关系：庭候首面，阙上候咽喉，阙中（印堂）候肺，阙下（下极）候心，下极之下（年寿）候肝，肝部左右候胆，肝下候脾，方上（脾两旁）候胃，中央（颧下）候大肠，夹大肠候肾，面王以上（鼻翼旁）候小肠，面王以下候膀胱、子处。

《素问·刺热》把五脏与面部的相关部位划分为左颊候肝，右颊候肺，额候心，颏候肾，鼻候脾，并说："热病从部所起者，至期而已。""肝热病者，左颊先赤；心热病者，颜先赤；脾热病者，鼻先赤；肺热病者，右颊先赤；肾热病者，颐先赤。"虽然这是从热病的角度来划分的，但后世医家已把它扩展到对一切疾病的望诊上。

《灵枢·五阅五使》中说："五官者，五脏之阅也。"所谓阅，是见于外而历历可察之义。据此，喘息鼻张者是肺病，眦青者是肝病，唇黄者是脾病，舌卷短而颧赤者是心病，颧与颜黑者是肾病。肾开窍于耳，故肾病可见耳黑。临床上，可以将此作为望面色的补充，且可据五脏与五体的联系，以诊断筋、脉、肉、皮、骨之病。例如《灵枢·卫气失常》中说："色起两眉薄泽者，病在皮。唇色青黄赤白黑者，病在肌肉。营气濡然者，病在血气。目色青黄赤白黑者，病在筋。耳焦枯受尘垢，病在骨。"

《黄帝内经》对面部的分区

　　《灵枢·五色》把人体面部分为：鼻部，称为"明堂"；眉间，称为"阙"；额，称为"庭（颜）"；颊侧，称为"蕃"；耳门，称为"蔽"。

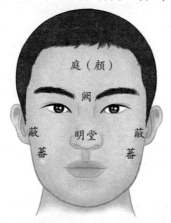

面部反射区

　　人体面部是一个全息图，不仅脏腑在面部有分布，人体各个器官也按照一定的规律分布在面部（图见本书第 5 页）。

眼与脏腑的分属

《灵枢·大惑论》说："五脏六腑之精气，皆上注于目而为之精。"可以说目为肝之官，心之使，阴阳之所会，宗脉之所聚，营卫魂魄之所常营，神气之所生，气之清明者也。总之，目与五脏六腑、经络筋骨、精神气血，都有着密切的联系，可以通过眼睛探察五脏六腑的变化，对某些病症的诊断，具有见微知著的意义。

眼为筋骨肌肉气血之部

《灵枢·大惑论》认为，精之窠为眼，骨之精为瞳子，筋之精为黑眼，血之精为络，其窠气之精为白眼，肌肉之精为约束，裹撷筋骨血气之精而与脉并为系，上属于脑，后出于项中。筋骨肌肉气血，又分属于五脏，后世医家据此发展为五轮学说，《秘传眼科龙木论》分为肉、血、气、风、水五轮，并以此检测相应脏腑的病变。

眼为五脏六腑之部

据《黄帝内经》所述，因肝属风主筋，所以黑睛被称为"风轮"，属肝与胆；心主血脉，故内外眦的血络被称为"血轮"，属心与小肠；因脾主肌肉，所以眼睑被称为"肉轮"，属脾与胃；肺主气，其色白，故白睛被称为"气轮"，属肺与大肠；因肾属水，主骨生髓，所以瞳仁被称为"水轮"，属肾与膀胱。另有八廓之说，以八卦方位分别对应脏腑。

眼为经络之部

据《黄帝内经》记载，直接与眼有联系的经脉有：足太阳、阳明、少阳，手太阳、少阳，手少阴，足厥阴，任脉、督脉、阴阳跷脉。经筋则有：足太阳、阳明、少阳，手太阳、少阳，且太阳为上睑，阳明为下睑，少阳结于目眦为外维。据《灵枢·论疾诊尺》记载，赤脉从上向下者，属太阳病；从下走向上者，属阳明病；从外走向内者，属少阳病。又据《灵枢·热病》记载，目赤从内眦始者，属阴病。

脏腑在眼的分布

　　眼睛之所以能辨识万物，原因在于五脏六腑精气的滋养。如果脏腑功能失调，精气不能充足流畅地注入眼睛，就会影响眼睛的正常功能。脏腑在眼睛的分布如下图所示。

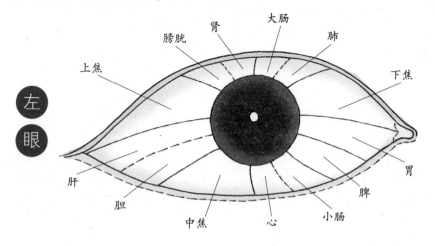

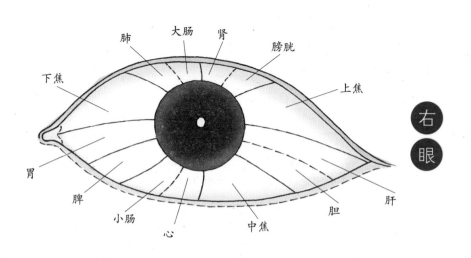

鼻与脏腑的分属

《素问·金匮真言论》中说："西方白色，入通于肺，开窍于鼻，藏精于肺。"《灵枢·脉度》中指出："肺气通于鼻，肺和则鼻能知臭香矣。"可见，鼻与脏腑中的肺相对应。但从全息论的角度来看，鼻与人体各脏腑器官都有联系。

中医学认为，鼻是体表的一个器官，与肺、脾、胆、肾、心、肝等脏腑都有密切的生理和病理关系。所以，望面诊病时，观察鼻部及周围颜色的变化是其中的重要环节。要想诊断准确，首先必须明确鼻部不同部位与身体的对应关系。

肺的对应点在两眉内侧端连线之中点。肺主鼻，鼻为肺之窍、肺之官；肺气上接气道通于鼻，构成肺系，肺气充满则能与鼻共司呼吸，助发音，知臭香；肺系是否有病可以通过鼻部反映出来，鼻部的变化也可用以判断肺系是否健康。

脾的对应点在鼻准头上缘正中线上。鼻为血脉聚集之处，而脾具有统率血、化生血的功能，脾的统血、生血功能可以影响鼻的生理功能，鼻生理功能的正常完成需靠脾气升清的功能协助；脾经有病，则头面诸窍，包括鼻在内的九窍均失去正常生理功能，脾不健康则九窍不利。

胆的对应点在内眦之下，肝穴外侧。胆经之气上通于脑，下通于鼻，胆热移脑则可影响鼻，发生鼻渊。

肾的对应点在两外耳道口连线与鼻中线的交叉点处。鼻司呼吸，依靠肾气协助，其中肺主呼出，而肾主纳入。肾不纳气则易引发哮喘；肾气不足或肾阳虚弱，则鼻易为风寒所袭，可表现为多嚏。

心的对应点在两目内眦连线之中点。鼻主嗅觉，需要心协助参与，所以也可以说心主嗅。心主脉，鼻为血脉聚集之处，心的不健康可以导致鼻病。

肝的对应点在鼻梁最高点之下方，两颧连线与鼻正中线交叉点，心与脾对应点连线之中点。如果肝出现问题，会在这一位置有所反映。

鼻全息图

对鼻子进行分区，与人体五脏六腑及四肢相对应，我们可以借此来推断身体的健康状况。从整体来看，人体各部位在鼻子的分布就像一个坐着的人。

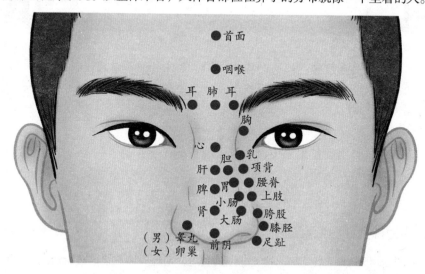

鼻子的颜色与征象

根据鼻子与脏腑的对应关系，当鼻子某一部位出现特殊的颜色时，说明身体的相应部位出现了异常。了解颜色的变化与其所代表的征象可以随时把握自己的健康状况（表1-1）。

表1-1　鼻子颜色与征象对应表

颜　色	征　象
鼻色青	①鼻部青黄：多为肝病；②鼻头色青：主腹中痛；③鼻尖青黄：多为淋病
鼻色赤	①鼻头色赤：主肺脾二经有热，或主风病；②面红、鼻更红：为常饮酒者；③妇女鼻梁暗红，两侧有黄褐斑：多为月经不调、闭经
鼻色黄	①鼻部黑黄而亮：有瘀血；②鼻部黄黑枯槁：主脾火津涸；③鼻头色黄：内有湿热，还主胸中有寒
鼻色白	①鼻部色淡白：主肺病，如寒痰、慢性支气管炎；②鼻部色㿠白：为气虚、血虚，还主脾虚、脾胃虚寒
鼻色黑	①鼻头色黑光浮而明：为暴食不洁食物；②鼻头黑而枯燥：为房劳；③鼻部色灰黑：多为血虚、血瘀之疾；④妇女鼻头微黑：为膀胱及子宫病；⑤男子鼻头色黑且侵入人中：乃寒伤肝肾，主阴茎、睾丸痛

人中与脏腑的分属

人中作为连接鼻与口唇的重要部位，许多经络都从这里经过，所以人体的一些病变也会通过人中反映出来。人中内应脾胃，下应膀胱子户，主要为人体生殖系统的分布区。《灵枢·五色》中说："面王以下者，膀胱、子处也。"

人中主候男女泌尿系统及生殖系统情况，实际上，人中的作用远不止于此。我们最熟悉的就是，在许多情况下，当人昏迷不醒时，可以掐人中使其复苏。

人中为许多经脉汇聚之所

人中部位是经络交错、经气灌注的要地，与经脉的关系非常密切，如手阳明大肠经、足阳明胃经、足厥阴肝经、手太阳小肠经等经脉都循行于人中。经脉的络属关系使人中与经脉及其相应的脏腑联系起来，所以人体脏腑功能和气血津液的变化，可以通过人中的形态、色泽等的改变反映出来。

从人体发生学角度看人中

从人体发生学角度来看，人中与子宫在发生学方面有一定的联系。因子宫形态异常与中肾旁管发育异常有关，而中肾旁管形成的时期，恰好是人中形成的时期（胚胎生长的第 6 ~ 7 周），如果此时胚胎受到某种因素的影响，则中肾旁管的形成和人中的形成，均可能遭受同一因素的影响，而产生形态上的同步变异。因此，人中的表象变化可以反映人体泌尿系统及生殖系统的健康状况。

人中与所主疾病

《黄帝内经》中说："足太阴气绝，则脉不荣肌肉，舌萎，人中满。人中满，则唇反，肉先死也。甲笃乙死。"《形色外诊简摩》中说："病人鼻下平者，胃病也。微赤者，病发痈，微黑者有热，青者有寒，白者不治。"提及《脉经》中说："凡急痛暴厥，人中青者，为血实，宜决之。"《形色外诊简摩》中说："凡中风，鼻下赤黑相兼，吐沫而身直者，七日死。"

经过人中的经脉

许多经脉都从人中经过，如手阳明大肠经、足阳明胃经、手太阳小肠经等，这使人中与经脉及其相应的脏腑联系起来。

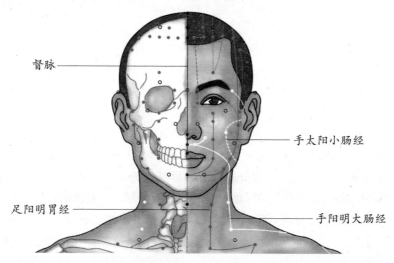

督脉

手太阳小肠经

足阳明胃经

手阳明大肠经

人中九穴与主治

我们可以将人中沿人中沟分为上中下三段，每段又可分为三穴，所以共九穴。用针刺人中的不同穴位可治疗不同的病症。

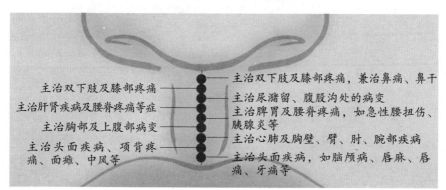

主治双下肢及膝部疼痛

主治肝肾疾病及腰脊疼痛等症

主治胸部及上腹部病变

主治头面疾病、项背疼痛、面瘫、中风等

主治双下肢及膝部疼痛，兼治鼻痛、鼻干

主治尿潴留、腹股沟处的病变

主治脾胃及腰脊疼痛，如急性腰扭伤、胰腺炎等

主治心肺及胸壁、臂、肘、腕部疾病

主治头面疾病，如脑颅病、唇麻、唇痛、牙痛等

唇与脏腑的分属

中医认为，脾开窍于口。如《黄帝内经》中说："脾之合肉也，其荣唇也。"脾之华在唇，且足阳明胃经环绕口唇，所以脾胃的病变可以在唇部表现出来。《素问·六节脏象论》中说："脾、胃、大肠、小肠、三焦、膀胱者，仓廪之本，营之居也，名曰器……其华在唇四白。"

口以开阖为用，为心之外候，饮食均从口入，四通八达，为脏腑之要冲。大肠之经脉夹口交人中；肝络之脉络环唇内；冲脉络唇口；任脉至承浆；督脉上颐环唇。所以，唇之形色变化、肌肉荣枯、皮之薄厚等都可测知其有关脏腑的功能状态。

如果从脏腑在唇部的分布来看，唇就像是一个上下翻转了的八卦图，脏腑在八卦方位上所占的区域就是唇相对应的部位。具体的对应关系如下。

将口微闭，自两口角画一横线，再自鼻中沟经上下唇中央画一垂直于两口角的竖线，将口唇分成四等份，再画两条过直角中点的斜线，将口唇分成八等份，每份为一个八卦方位，每个脏腑分配在一个方位上，然后根据每个方位上的形态、色泽等来判断生理、病理变化。

1. 乾一——属肺、大肠。肺热发热者，多在口唇下方起疱疹。

2. 坎二——属肾、膀胱。急性肾炎者此处多见红紫，慢性肾炎者此处多见暗黑。

3. 艮三——属上焦或膈以上部位，如胸背部、胸腔内脏器、头面部。凡是上焦火旺者此处易起疱疹、口角溃烂。

4. 震四——属肝、胆。凡是肝、胆有湿热、瘀热、火旺者，此处易有疱疹或肿胀、痛、痒等。

5. 巽五——属中焦。凡是中焦疾患者，此处易有肿胀、疱疹等。

6. 离六——属心、小肠。凡心经有热、小肠经有热者，鼻唇沟右侧易起疱疹。

7. 坤七——属脾和胃。凡是脾、胃有疾患者，易在此处有疱疹或红肿。

8. 兑八——属下焦。凡是下焦有湿热、瘀血者，均易在此处起疱疹、肿胀、溃烂等。

唇八卦全息图

根据唇部与八卦及脏腑的对应关系，可以划分唇的分区，如下图所示。

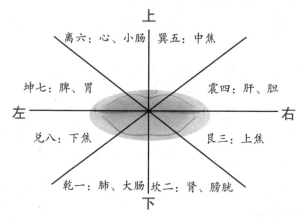

唇是身体健康的晴雨表

健康的唇应为淡红色，圆润饱满而不干燥，无溃疡、开裂等。当身体发生病变时，唇会第一时间将其暴露出来，把握唇的颜色变化，基本就是把握了自己的健康变化（表1-2）。

表1-2　唇颜色、征象与防治方法对应表

唇颜色	征象	防治方法
嘴唇为深红色或紫红色	预示体内火气比较大，颜色越深，火气越大。常见不适有：牙疼、头疼、头晕、便秘、尿黄等	减少辛辣食物、糖类、鸡肉、羊肉等物质的摄入
嘴唇为青黑（紫）色	预示体内有比较明显的血瘀气滞的情况。常见不适有：胸闷、善太息、胸部偶有刺痛、做噩梦等	每天进行30分钟慢跑。每天适当喝点醋，能起到活血化瘀和促进肠道蠕动的作用
嘴唇为淡白色	预示身体里的气血处于相对匮乏的状态。常见不适有：乏力、困倦、背痛、性欲低下等	加强鱼肉、鸡肉、牛肉、羊肉、鸡蛋等高营养物质的摄入，不熬夜
嘴唇周围的皮肤泛起一圈黑色	预示身体内有湿气，也意味着肾和脾胃都开始亏虚了。常见不适有：食欲下降、消化较差、下肢有沉重感、小便频等	尽量避免食用各种甜食及油腻、生冷食品等。饭后一定不要急于卧倒或是睡觉，每天用热水泡一下脚

耳与脏腑的分属

耳为肾之窍，手足少阳经之脉布于耳，手足太阳经、阳明经亦行于耳前后，所以说耳为"宗脉之所聚"。《素问·金匮真言论》中说："南方赤色，入通于心，开窍于耳。"可见，通过耳诊可察知心脏功能。

据现代耳针疗法研究发现，耳部有脏腑与身形相关部位的区域划分，而且，人体内脏在耳部的反射区分布是有规律的。经常按摩耳朵，对体内各脏腑皆有很好的保健效果。

根据相应部位取穴

肢体、器官等发生病变，耳郭相应部位会有压痛点（或反应点），这可作为取穴的根据。例如胃病取胃穴，踝关节扭伤取踝关节穴等，可用钝头探棒查找出压痛点。

根据中医理论辨证取穴

根据中医脏腑学说，肝与胆，心与小肠，肺与大肠，肾与膀胱，脾与胃互为表里，因而肝病可取胆穴，心病取小肠穴，肠病取肺穴。中医有肝开窍于目，肾开窍于耳，肺开窍于鼻，心开窍于舌，脾开窍于口（唇）的理论，因而一般来说眼病可取肝穴，中耳炎取肾穴，鼻炎取肺穴。据肺主皮毛，肾主骨，脾主肌肉，肝主筋，心主血的理论，皮肤病应取肺穴，骨病应取肾穴，肌肉病应取脾穴等，依中医理论辨证取穴。

根据现代医学理论取穴

耳穴中皮质下穴有调节大脑皮层的功能，因而神经系统的病症要取皮质下穴；交感穴有调节自主神经的功能，因而内脏病痛要取交感穴；平喘穴有调节呼吸中枢及抗过敏的功能，因而哮喘要取平喘穴。

根据临床经验取穴

通过大量临床实践，医师们总结了治疗疾病的有效耳穴，如眼穴、肝穴、脾穴能治疗麦粒肿；颈椎穴、颈穴、神门穴、外生殖器穴，能治疗落枕；枕穴、额穴、枕小神经穴、神门穴、皮质下穴，能治疗头痛。

耳朵反射区

人的耳朵与全身各个部分都有一定的对应关系，所以，了解耳朵各部分的反射区，并经常按摩，对身体保健有很好的效果。

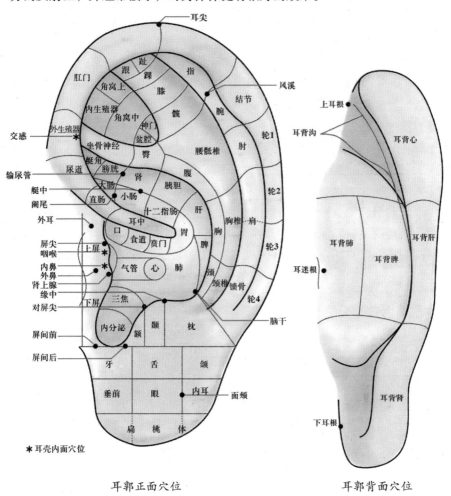

★耳壳内面穴位

耳郭正面穴位   耳郭背面穴位

17

舌与脏腑的分属

中医认为，舌为心之窍，脾胃之外候。人体的五脏六腑通过经络和经筋的循行，直接或间接地与舌有联系。如《灵枢·经脉》中说："手少阴之别……循经入于心中，系舌本。"《灵枢·营卫生会》中说："上焦出于胃上口……上至舌，下足阳明。"

舌与部分脏腑有直接的联系

《灵枢·经筋》中指出："足太阳之筋……其支者，别入结于舌本。"说明舌通过经脉、经别或经筋，与心、肝、脾、肾、胃、膀胱、三焦诸脏腑有着直接的联系，因为心主舌，心气通于舌，所以心与舌的联系最为密切。至于肺、胆、小肠、大肠等，与舌虽无直接联系，但手太阴肺经起于中焦，络于大肠；足少阳胆经络于肝；手太阳小肠经与心互为表里；手阳明大肠经与手太阴肺经相表里，故肺、胆、小肠、大肠等脏腑亦可间接联系于舌。

舌与脏腑的这种千丝万缕的联系，使舌能客观地反映出体内的各种生理、病理变化，显示机体的外在表现和功能状态。可以说，舌蕴含了生命活动的内在信息，是反映机体信息的一个窗口，所以舌被认为是机体系统中包含它在内的整个信息贮存库的一个全息元。

中医将舌体划分为三焦

舌分为舌尖、舌中、舌根、舌边四部分，中医舌诊中又把舌体划分为上、中、下三焦，其尖部为上焦，中部为中焦，根部为下焦。其脏腑分属为：舌尖候心肺；舌中候脾胃；舌之两边候肝胆；舌根候肾。

国外有学者通过针刺测量仪测量得出：躯体在舌的投影中，其上部相当于舌体前部，其下部相当于舌体的后部。这与中医将舌体的前、中、后部分别对应上、中、下三焦的理论是基本一致的。

根据舌的部位候脏腑的理论，我们观察舌各部分的变化情况，可以得知五脏六腑、四肢九窍的病理变化，进而得知疾病的性质及病位所在，这对临床治疗具有重要的指导意义。

舌部脏腑分区图

中医望诊时，望舌是关键的一步。了解舌的分区，以及舌与脏腑的关系，在面诊时很重要。

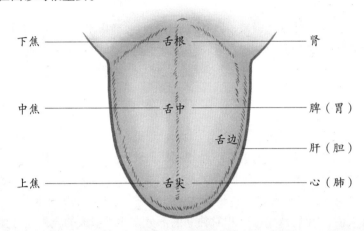

舌头颜色与健康

舌色即舌头的颜色，一般可分为淡红、淡白、红、绛、紫、青几种。除淡红色为正常舌色外，其余都是病色（表 1–3）。

表 1–3　舌头颜色与征象对应表

舌　色	征　象
淡红舌	舌色白里透红，不深不浅，淡红适中，乃气血上荣之表现，说明心气充足，阳气布化，为正常舌色
淡白舌	舌色较淡红舌浅淡，甚至全无血色，是由于阳虚生化阴血的功能减退，以致血液不能营运于舌中。主虚寒或气血双亏
红舌	舌色鲜红，较淡红舌为深，是因热盛致气血沸涌、舌体脉络充盈，故主热证。可见于实证或虚热证
绛舌	舌色深红，较红舌颜色更深。主病有外感与内伤之分，在外感病为热入营血；在内伤杂病，为阴虚火旺
紫舌	紫舌是由血液运行不畅、淤滞所致，主寒或热。热盛伤津，气血壅滞，多表现为舌绛紫而干枯少津；寒凝血瘀或阳虚生寒，多表现为舌淡紫或青紫湿润
青舌	舌色如皮肤暴露之"青筋"，全无红色。阴寒邪盛，阳气郁而不宣，血液凝而瘀滞，故舌色发青。主阳郁寒凝，或阳虚寒凝，或内有瘀血

牙齿与脏腑的分属

关于牙齿同脏腑的联系，《黄帝内经》上明确指出的有胃、大肠二经，如"大肠手阳明之脉……其支者，从缺盆上颈，贯颊，入下齿中……胃足阳明之脉，起于鼻之交頞中，旁纳太阳之脉，下循鼻外，入上齿中"。

牙齿与脏腑的关系

现代解剖学将牙齿分为切牙、尖牙、前磨牙、磨牙。中医学根据牙齿形态和功能的不同，决定了各部分牙齿所属的脏腑不同：上切牙属心，下切牙属肾；上尖牙及前磨牙属胃，下尖牙及前磨牙属脾；上左侧的磨牙属胆，下左侧的磨牙属肝；上右侧的磨牙属大肠，下右侧的磨牙属肺。

有人说："生物体每一个相对独立的部分在化学组成的模式上与整体相同，是整体成比例的缩小。"牙齿是人体相对独立的一部分，也是人体成比例缩小后的形态。所以，它不仅和胃、大肠有密不可分的关系，也和人体的其他脏腑密切相关。如手阳明经"入下齿中"，足阳明经"入上齿中"，手阳明别络"遍齿"，手少阳之筋"支者上曲牙"，足阳明经"循牙车"，手阳明经、足太阳经有"入龈遍齿者"。

牙齿与肾脏关系密切

齿为骨之余，肾主骨，《杂病源流犀烛》曰："齿者，肾之标，骨之本也。"说明肾与齿关系密切。《黄帝内经》不仅肯定了齿与肾气、精髓、手足阳明经脉等脏腑经络在生理上的联系，而且说明了胃火牙痛、肾虚齿松齿脱等齿与脏腑在病理上的联系。温病学家叶天士丰富、发展了这一诊断方法，《温热经纬·叶香岩外感温热篇》中说："上半截润，胃津养之，下半截燥，由肾水不能上滋其根，而心火燔灼……"可见，一颗牙齿也能反映出人体各脏腑的信息。

与牙齿相连接的是齿龈，齿龈上为足阳明胃经所贯络，下为手阳明大肠经所贯络。齿龈的色泽和荣枯的变化，也可以作为诊断疾病的依据。

牙齿与脏腑的分区

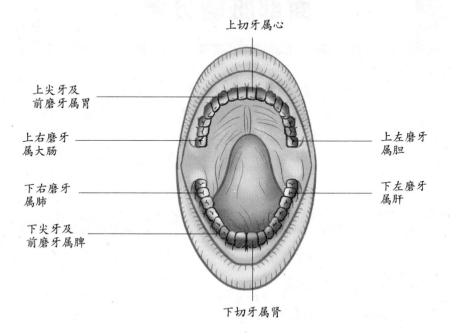

上切牙属心

上尖牙及
前磨牙属胃

上右磨牙
属大肠

下右磨牙
属肺

下尖牙及
前磨牙属脾

上左磨牙
属胆

下左磨牙
属肝

下切牙属肾

面部脏腑分属

《素问·刺热》中说："肝热病者，左颊先赤；心热病者，颜先赤；脾热病者，鼻先赤；肺热病者，右颊先赤；肾热病者，颐先赤。"《医宗金鉴·四诊心法要诀》中说："天庭面首，阙上喉咽，阙中印堂，候肺之原。山根候心，年寿候肝，两傍候胆，脾胃鼻端。颊肾腰脐，颧下大肠，颧内小府，面王子膀。"

心理压力区

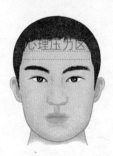

反射区在额上 1/3 至发际线处（即发际线一圈）。

找位技巧
将眉毛至发际的区域三分，最上面的就是。

诊断
如果此处出现青春痘（疙瘩）或红肿、发青、发紫、发黑、发暗，又或此处与面部其他部位颜色不一样，预示着此人现在或已有一段时间心血管功能不良或心理压力比较重。
如果此处长斑（色素沉着），预示着心脏有疾病（如心肌无力）或心血管功能长期不良，又或长期精神压力过大；有痣、瘊子，预示着心脏功能先天性不足。

心脏区

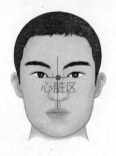

反射区在两眼角之间的鼻梁处。

找位技巧
在两眼角之间画线，与鼻梁中线的交叉处就是。

诊断
如果此处出现横纹，预示着心律不齐或心脏状况不好，或血液黏稠。
如果此处的横纹深，而且舌头上面也有很深的竖纹（沟），可能有比较严重的心脏病。

头面区

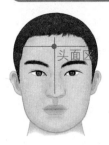

反射区在额上 1/3 与鼻梁中线的交叉处。

找位技巧

在额上1/3处画线，与鼻梁中线的交叉处就是。

诊断

如果此处出现竖纹，竖纹很深并且部分发红的话，预示着此人有心脑血管供血不足、头痛、神经衰弱、多梦、睡眠不良、心悸、烦躁等问题。

肺区

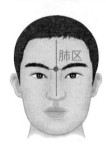

在两眉端连线的中点。

找位技巧

将鼻梁中线向上延长，在两眉毛之间画线，其交叉点就是。

诊断

若此处中间比较凹，且颜色晦暗，或发青，或有斑，预示着此人肺部有疾病，呼吸不畅。

两眉头部位发白，预示着此人有咽喉炎，或扁桃体炎，或胸闷气短，或肺部有病。

胸乳区

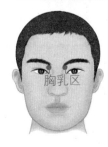

反射区在眼内眦稍上方。

找位技巧

眼内眦垂直向上，至眉毛之间的位置就是。

诊断

如果闭上眼睛上眼皮内侧部位有粉痘状的突起，预示着女性乳房有小叶增生，男性有胸膜炎；如果女性眼角部位有小包，预示着女性有乳腺增生。

肝区

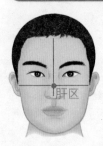

在外耳道与鼻中线交叉处。

找位技巧
两外耳道口连线，与鼻中线的交叉点就是。

诊断
如果这个部位，有青春痘（疙瘩）的话，此人可能肝火旺盛。

胆区

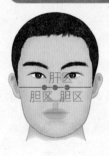

在肝区的外侧。

找位技巧
肝区的两侧，鼻的边缘处就是。

诊断
如果这一部位有红血丝、青春痘，或早晨起床后嘴里发苦，可能是胆部有了轻微炎症。

肾区

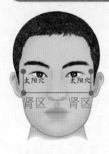

在颊部，鼻翼水平线与太阳穴的垂直线交叉处。

找位技巧
从太阳穴处垂直向下，与两耳垂之间连线的交叉点就是。

诊断
如果这一部位有红血丝、青春痘或斑，此人可能肾虚，容易急懒，会有腰背及腿部酸痛问题。

如果这一部位有颜色很深且很大的斑，极可能是有肾结石。

膀胱区

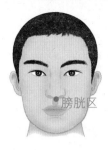

反射区在鼻下人中处的鼻根部位。

找位技巧
将人中与鼻根之间部位三分，上1/3的部分就是。

诊断
如果这一部位发红，有红血丝、青春痘、疮等，且伴有小便赤黄、尿频、尿急等表现，可能有膀胱炎。
如果此处发红，但尿不频不急，且整个鼻梁骨发红，可能是有鼻炎。

脾区

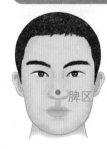

反射区在鼻头。

找位技巧
肝区下方的鼻头处就是。

诊断
如果此处发红或有酒糟鼻或鼻头肿大，可能有脾虚或脾大，一般感觉头重、脸颊疼、心烦等。
如果此处发黄，也是脾虚表现，可能出现汗多、畏风、四肢懒动、倦怠、不嗜食等表现。

胃区

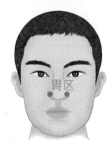

反射区在鼻翼。

找位技巧
脾区的两侧，两鼻翼处就是。

诊断
如果此处发红，是有胃火，易饥饿、口臭。如果这一部位有红血丝且比较严重，一般是有胃炎。
如果鼻翼部青瘰，一般是以前有胃痛，形成了病根，可能引起萎缩性胃炎。

小肠区

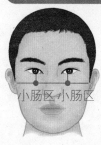

小肠区 小肠区

反射区在颧骨内侧，肝胆区的水平线上。

找位技巧

肝胆区的水平线上，颧骨内侧，眼睛下方就是。

诊断

如果这一部位有红血丝、青春痘、斑，预示着小肠吸收功能不好，一般大便稀溏或一天多次大便。

大肠区

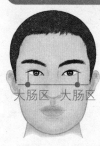

大肠区 大肠区

反射区在颧骨下方偏外侧部位。

找位技巧

在两外耳道口之间画线，沿目外眦垂直向下画线，交叉点就是。

诊断

如果这一部位有红血丝、青春痘、斑，预示着此人大肠排泄功能失调，一般会出现大便干燥、便秘或几天大便一次。

如果这一部位有半月状的斑，预示着此人患有便秘或痔疮。

生殖系统区

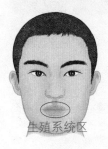

生殖系统区

反射区在人中及嘴唇四周部位。

找位技巧

嘴唇周围就是。

诊断

如果女性此处或下巴发红，而肾的反射区域比较光洁的话，预示着此人子宫后倾，易出现腰部酸痛。

如果女性的嘴唇四周发青、发乌或发白，且肾的反射区域也有异常，预示着此人性冷淡。

掌握面诊的要点

一般来说，面色的变化是非常细微的，要想准确分析面部的各种颜色，把握身体健康状况的变化，就有必要创造良好的观察条件。

时间最好选择在早晨

面诊最好选择在早晨，因为人早上起床还没有受到情绪变化和运动等因素的影响，此时人之阴气未动，阳气未散，气血未乱，面色最自然。如果有疾病，便很容易从面部显示出来。从这一点上来说，自己最能把握自己面色的变化，最适合做自己的面诊医师。

光线最好是间接日光

中医面诊要在间接日光下进行，不能让面部直接暴露在太阳下。在柔和的光线下，面色最易于诊察。比如，在透光性较好的阳面房间进行面诊较为适宜。如果没有日光，在灯光下进行面诊，是很容易出现误诊的。比如，白炽灯会使面色发白，日光灯和烛光会使面色偏黄。中医历来就有这样的警戒谚语——"灯下不看色，看色必出错"。

排除影响面诊的环境因素

面部气色容易受外部环境的影响而发生改变。比如，酷热严寒使人面色发黑，室内工作使人面色发白。日晒、风吹、雨淋，以及使用各种化妆品、油脂分泌等因素都会造成假象，改变肌肤原来的颜色，使其不能真正反映内脏的状况。因此在面诊时，务必考虑这些因素，让患者卸妆之后再进行面诊。

排除影响面诊的心理因素

面诊时还必须考虑情绪对面色的影响。当人们处于愤怒、悲伤、狂喜等情绪时，面部会表现出不同于平时的颜色。所以，在对患者进行面诊前，必须使患者身心宁静，尽量避免这些情绪影响面色。所以，《望诊遵经》上说："望色还须气息匀。"

面诊时的注意事项

望面诊病的前提条件是：面诊必须准确反映人的健康状况。这就要求面诊时必须创造良好的观察条件。

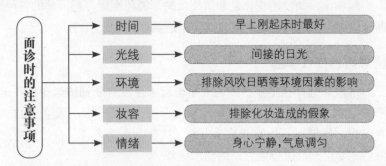

面诊时的注意事项	时间	早上刚起床时最好
	光线	间接的日光
	环境	排除风吹日晒等环境因素的影响
	妆容	排除化妆造成的假象
	情绪	身心宁静,气息调匀

面色与季节相应

由于人体脏腑与面部对应，而五脏又对应不同的季节，所以，人体面色会随着季节的变化而变化。

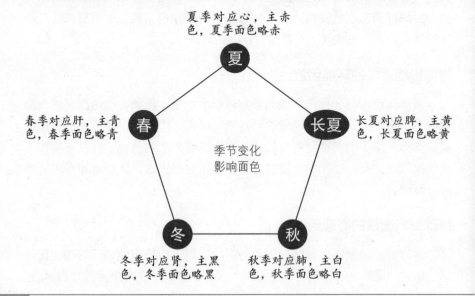

夏季对应心，主赤色，夏季面色略赤

春季对应肝，主青色，春季面色略青

长夏对应脾，主黄色，长夏面色略黄

季节变化影响面色

冬季对应肾，主黑色，冬季面色略黑

秋季对应肺，主白色，秋季面色略白

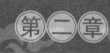

第二章

观面色知健康

● 面部经络丰富，为脏腑气血之外荣，是经脉之所聚，面诊就是通过观察面部神、色、形态等的变化来判断五脏六腑的健康状况，如面色发红、面色发白、面色发青、面色发黑、面色萎黄、面部红肿、面部浮肿、面部抽搐等，都对应不同的健康状况。

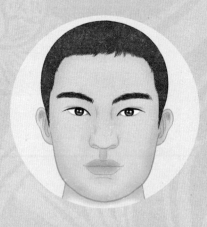

面色发红：体内有热

面色发红，指患者的面部颜色比正常人红，这通常是体内有热的象征。《灵枢·五色》中说："以五色命脏……赤为心。"又说："黄赤为热。"面色红与热关系密切，所以《伤寒论》中把面色红称为"热色"。

面色发红有表、里、虚、实之分，诊断时必须紧密结合症状的特点全面考虑。

外感风热引起的面色发红，是由于风热袭表，肺卫受阻所致，属于表证。患者常伴有口渴，汗出，咽喉红肿疼痛，舌边尖红，舌苔薄黄，脉浮而且跳动急速等表现。治疗时应用辛凉解表之法，药方可选用银翘散。

阳明经热引起的面色红一般表现为面部边缘发红，是由于外邪入里化热，阳明热邪炽盛所致，属于里证。主要表现有高热汗出，不怕寒，反怕热，口渴引饮，舌苔黄燥，脉洪大。应用清热生津之法治疗，药方可采用白虎汤。

阴虚内热表现为午后两颧红赤，是阴虚不能制阳，虚火上炎所致，属于虚热证。患者表现为形体消瘦，口燥咽干，眩晕失眠，潮热盗汗，五心烦热，舌红少苔，脉细但跳动急速。治疗时应用滋阴敛阳之法，药方宜选用都气丸。

虚阳浮越者面色白而两颧泛红如妆，一般都是罹病日久，正气已衰，阳虚而阴盛，阴盛格阳，虚阳上浮所致。主要表现为身热反欲盖衣被，口渴喜热饮，呼吸短促，出冷汗，四肢厥冷，尿清便溏，唇舌色淡，苔白或灰黑而润，脉微欲绝。治疗时应抑阴回阳，通达内外，药方宜选用通脉四逆汤等。

诊断对照表

表现	病因
口渴，咽喉红肿疼痛等	外感风热
面部边缘很红，高热汗出，怕热等	阳明经热
形体消瘦，眩晕失眠，五心烦热等	阴虚内热
面色白而两颧红，呼吸短促，四肢厥冷等	虚阳浮越

面色发白：体内寒气太盛

面部因缺乏血色而发白称为面色发白，为营血不荣于面所致。面色白又有面色淡白、面白无光、面色苍白等色泽上的差别。白而明润含蓄者是正常面色，白而枯槁显露者则是无胃气。判断时必须把颜色和光泽结合起来考虑。

面色发白主要是由血虚、阳虚、阴寒内盛、阳虚暴脱等原因造成的。

血虚引起的面色发白表现为面色淡白，形体消瘦，头晕目眩，心悸失眠，手足发麻，妇女经行量少，唇舌色淡，脉弱。这一类面色发白大多是脾胃虚弱，生化不足，或失血过多，血虚失荣所致。治疗时应补血，药方宜选四物汤。

阳虚引起的面色发白表现为面白无光，倦怠无力，少气懒言，形寒肢冷，自汗，口淡不渴，尿清便溏，唇舌色淡，脉虚弱，如果同时伴有尿少浮肿则面白而虚浮。这是体内阳气不足，不能鼓动血运所致。治疗时应温补阳气，药方可选右归饮。若水湿不化者，治疗时应温阳利水，药方可选用济生肾气丸。

阴寒内盛引起的面色发白表现为面色苍白，腹痛剧烈，恶寒喜暖，口淡不渴，肢冷蜷卧，尿清便溏，舌淡苔白而滑润，脉沉迟，属于里寒证。寒主收引，经脉凝滞，所以有上述表现。治疗时应温中散寒，药方宜用附子理中汤。

阳虚暴脱引起的面色发白表现为面色苍白，大汗淋漓，汗清稀而凉，四肢厥冷，口不渴或喜热饮，蜷卧神疲，脉微欲绝。这是阳气大虚而暴脱所致。治疗时应用回阳救逆之法，药方可用四逆汤或参附汤。

诊断对照表

表现	病因
面色淡白，形体消瘦，头晕目眩等	血虚
面白无光，倦怠无力，形寒肢冷等	阳虚
面色苍白，腹痛剧烈，肢冷蜷卧等	阴寒内盛
面色苍白，汗清稀而凉，四肢厥冷等	阳虚暴脱

面色发青：阳气虚弱

患者面部显露青色者，多为寒凝气滞，脉络郁阻，气血运行不畅所致。面色青主寒、主痛、主瘀血、主惊风。造成寒凝气滞及脉络郁阻的原因有很多种，所以面色青又有青白、青灰、青紫等区别。面诊时，必须注意光泽，青而明润含蓄者预后为佳，青而枯槁显露者为胃气败伤。

面色发青的原因主要有寒邪外束、阴寒内结、心肾阳衰、肺肾阳虚等。

寒邪外束者表现为面色青白，恶寒发热，头痛身痛，无汗，舌苔薄白而润，脉浮紧。这是身体外感风寒，卫阳被遏阻所致。治疗时应用辛温解表之法，药方宜选麻黄汤。

阴寒内结者表现为面色青白，腹痛急暴，得暖痛减，遇冷加重，手足逆冷，口淡不渴，小便清长，大便溏薄，舌苔白，脉沉紧。这是外寒直中，或过食生冷，阳气耗伤，阴寒内盛，气血被阻所致。治疗时宜用温中散寒之法，药方可选用良附丸和正气天香散。

心肾阳衰者表现为面色青灰，口唇青紫，心悸气短，胸部憋闷，形寒肢冷，尿少身肿，舌质暗紫、舌苔白滑，脉象微弱或结代。这是心肾阳衰，运血无力，气虚血瘀，温煦失职，水湿不化所致。治疗时应温补心肾，药方宜选用真武汤合保元汤。

肺肾阳虚者表现为面色青紫，喘粗短气，呼多吸少，动则尤甚，语音低怯，肢冷自汗，尿少便溏，舌淡紫、舌苔白滑，脉象虚浮无根。这是肺肾阳虚，温煦失职，气血不运，肾失摄纳，气不归元所致。治疗时应补肾纳气，药方宜选人参胡桃汤合黑锡丹。

诊断对照表

表现	病因
面色青白,恶寒发热,头痛身痛等	寒邪外束
面色青白,腹痛急暴,手足逆冷等	阴寒内结
面色青灰,口唇青紫,胸部憋闷等	心肾阳衰
面色青紫,喘粗短气,肢冷自汗等	肺肾阳虚

面色发黑：肾气不足

面部均匀地显露晦黑的病色称为面色发黑。出现这种颜色多为阳气不足，寒湿太盛，或血运不畅，瘀血阻滞所致。明代医学丛书《证治准绳·察色要略》中说："黑色属水，主寒，主痛，乃足少阴肾经之色也。"

面色发黑主要是由体内肾阳不足，肾精亏耗，或瘀血内阻造成的。如果是因为种族、禀赋差异，或日晒较多而产生的生理性面色发黑，属于正常现象。

体内肾阳不足会导致面色黧黑晦暗，腰膝酸软，耳鸣耳聋，形寒肢冷，尿清便溏，或尿少，腰以下水肿，男子阳痿，妇女宫寒不孕，舌淡胖嫩，舌苔白，脉象沉细无力。这是久病劳损，或房事不节，肾气虚弱，渐至肾阳不足，不能温养血脉，气血凝滞所致。治疗时应用温补肾阳之法，药方可选用右归丸；如果肾虚水泛，应用温肾利水之法，可用真武汤或济生肾气丸。

体内肾精亏耗会导致面色黧黑，耳轮焦干，腰膝酸软，头晕耳鸣，遗精早泄，发脱齿摇，口燥咽干，脚心热，舌质红，脉细弱。这是房劳过度，或热病伤及肝肾之阴，肾精亏损，精气不能上荣于面所致。治疗时应用补肾益精之法，药方宜选左归丸加紫河车等。

瘀血内阻会导致面色黧黑，肌肤甲错，口干不欲饮，毛发不荣，妇女兼有月经不调，小腹刺痛或有肿块，唇青舌暗，或有瘀斑，脉沉涩或细迟。这是久病或外伤等原因使气滞血结，或寒凝血滞，使血行不畅，或内出血，血不归经，溢于脉外所致。应用活血化瘀之法治疗，药方宜选大黄䗪虫丸或膈下逐瘀汤等。

诊断对照表

表现	病因
面色黧黑晦暗，耳鸣耳聋，形寒肢冷	肾阳不足
面色黧黑，头晕耳鸣，发脱齿摇	肾精亏耗
面色黧黑，肌肤甲错，口干不欲饮	瘀血内阻

面色萎黄：体内气血不足

面色较常人黄而没有光泽，称为面色萎黄。面色萎黄一般多主虚证和湿证。《素问·五脏生成》道："色味当五脏……黄当脾甘。"《灵枢·五色》道："以五色命脏……黄为脾。"

《证治准绳·察色要略》载："黄色属土，主湿，乃足太阴脾经之色。"黄色为脾土之色，面色萎黄是脾虚失运，化源不足，或久病血虚失养的征象。面色萎黄的诊断还应注意色泽的不同变化。

脾胃气虚造成的面色萎黄，是脾胃气虚，运化失司，气血化生不足，肌肤失养所致。患者会出现食欲不振，纳后腹胀，倦怠乏力，少气懒言，大便溏薄，舌淡苔白，脉象缓弱等表现。治疗脾胃气虚造成的面色萎黄时应该益气健脾，药方宜选四君子汤。

脾虚湿阻会出现面色萎黄，面浮肢肿，四肢困重，食少腹胀，倦怠乏力，语声多重浊，尿少便溏，舌质淡、舌体胖，或有齿痕，苔滑腻，脉缓无力等表现。这是脾虚水湿停滞所致。治疗脾虚湿阻而出现的面色萎黄时应该健脾利湿，药方可用藿朴夏苓汤或胃苓汤。

营血不足会出现面色萎黄，唇舌色淡，头晕目眩，心悸失眠，肢体麻木，妇女月经量少、月经推迟或者闭经，短气声低，脉细无力等表现。这通常是由于失血过多，或脾胃虚弱，生化不足，或七情过伤，营血暗耗所引起，所以其面色萎黄伴有头晕目眩，心悸失眠，肢体麻木，月经量少，脉细无力等血虚肌肤失养之表现。治疗营血不足导致的面色萎黄时应该益气养血，药方可选用补血汤合四物汤，或人参养荣汤。

诊断对照表

表现	病因
食欲不振，纳后腹胀，倦怠乏力	脾胃气虚
面浮肢肿，倦怠乏力，语声多重浊	脾虚湿阻
唇舌色淡，头晕目眩，心悸失眠	营血不足

面部红肿：体内有热

　　面部红赤肿大，严重者连及耳颊，称为面部红肿。面部红肿不同于一般面部浮肿，前者肿起而色赤，多局限于面部，常兼热痛；后者肿起多无赤色，常累及下肢或全身。

　　面部红肿多主热证、实证。造成面部红肿的主要原因有温热时毒、风热上扰、误食中毒等。

　　温热时毒会使人面部红肿疼痛，咽喉肿痛，初起恶寒发热，恶寒之后，热势加剧，甚则神昏谵语，耳聋，口渴饮冷，舌苔黄，脉洪大且跳动急速。这种面部红肿又叫作"大头伤寒"或"大头瘟"，一般发生在冬春两季。病因是感受温毒，上攻头目，而致面部焮肿。《温热经纬·余师愚疫病篇》中说："头为诸阳之首，头面肿大，此毒火上攻。"咽喉为肺胃之门户，毒火熏蒸于肺胃，所以出现咽喉肿痛之症。治疗时宜用泻火解毒之法，药方可选用普济消毒饮；如兼阳明腑实者，可加大黄，用以泻下实热。

　　风热上扰会使人面目红肿，或麻或痒，恶风头痛，咽痛，口微渴，舌苔薄黄，脉浮浅且跳动急速。此型的面部红肿一年四季都可能发生，多是由于风热入侵，卫气被郁，风热上扰面部造成的；治疗时宜疏风清热，药方可选防风通圣散。

　　误食中毒会使人出现面肿色赤，口干舌麻，恶心呕吐，大便秘结，或伴畏寒发热等症。这是误食野菜或其他有毒之物，毒气入血上犯面部而致。治疗时应及时就诊，或视情况先用淡盐汤催吐，继用生甘草配绿豆煮汤频服，再服普济消毒饮，或用生大黄、番泻叶煎汤泻下毒物。

诊断对照表

表现	病因
面部红肿疼痛，咽喉肿痛，恶寒发热	温热时毒
面目红肿，或麻或痒，恶风头痛	风热上扰
面肿色赤，口干舌麻，恶心呕吐	误食中毒

面部浮肿：脾气不足

面部浮肿，是指面部虚浮而肿大，但按之应手而起。明代医学丛书《古今医统·面部门》中认为面浮为脾肺虚证，是脾伤劳役，饮食失节，水土不调，脾气输散失常，肺气传布失度所致。

面部浮肿通常为慢性病的症状之一，分为气肿和水肿两种情况。肿形不严重，按之应手，大多是肺脾阳气虚弱导致，属于气肿。皮肤肿胀而有水色，按之陷下不起，大多为水邪所患的水肿。浮肿为气虚所致的气肿，浮肿为水邪所患的水肿，两者不同，前者肿势不严重，后者肿势较厉害。

肺气虚弱会使人出现面部浮肿，面色㿠白，气喘息短，语言无力，动则气急，形寒畏风，自汗，久咳不已，舌质淡，舌苔薄白，脉象虚弱无力等表现。这种面部浮肿多见于年老体弱或久咳不愈的人群。老年人因肺气虚弱，久咳导致肺气受损，脏腑功能失常，宣散肃降之令不行。肺主气，肺虚则气无所主，所以面目虚浮肿胀。《金匮要略·肺痿肺痈咳嗽上气病脉证治》中说："上气面浮肿，肩息，其脉浮大，不治。"可见，肺气虚弱导致的面部浮肿预后不良。治疗时应以补肺益气为主，兼以化痰止咳，药方宜选用补肺阿胶汤。

脾阳不足也会造成面部浮肿，面色萎黄，四肢不温，自觉面部发胀，伴有倦怠乏力，食少腹胀，大便溏薄，肌肉消瘦，舌质淡嫩有齿痕，舌苔薄白，脉象虚弱等表现。这是劳倦过度，饮食失节，或久泻，或其他慢性疾病，损伤脾阳，脾气虚弱，运化失职，清阳不升所致。治疗脾阳不足造成的面部浮肿时应采用健脾益气升阳之法，药方宜用补中益气汤加附子、干姜等。

诊断对照表

表现	病因
面色㿠白，气喘息短，形寒畏风	肺气虚弱
面色萎黄，四肢不温，自觉面部发胀	脾阳不足

面部抽搐：肝气抑郁

面部抽搐，是指眼睑、嘴角及面颊肌肉的抽搐，通常仅出现于一侧。

面部抽搐，多与情志因素有关，女性多于男性。肝气抑郁、风邪阻络、肝风内动、风痰阻络等原因都会引起面部抽搐。

肝气郁结会使人出现颜面抽搐，头晕，耳鸣，急躁，或伴有哭闹，脉象弦缓，舌红、苔薄白。这种颜面抽搐常随情志波动而诱发，特别是与人发生口角时最易发生。肝气郁结日久必耗肝血，肝血不足则可进一步使肝气失调，所以，肝血失荣常与颜面抽搐互见。治疗时应疏肝理气，常用方剂为逍遥散。

风邪阻络会使人出现颜面突然抽搐的情况，并伴有头疼，鼻塞，恶寒，流泪，脉浮，舌淡红，舌苔薄白等表现。这是风寒外袭，阻于阳明经脉所致。治疗时应疏散风寒，佐以解痉，常用方剂为菊花茶调散。

肝风内动会使人出现颜面抽搐，时感头痛头晕，情绪激动时，抽搐加剧，脉象弦细有力，舌暗红，舌苔薄黄偏干。这是因为肝气素旺，上蹿化风，扰动面部络脉而形成。治疗时应平肝息风，常用方剂为羚角钩藤汤，或天麻钩藤饮。

风痰阻络会使人出现颜面抽搐，患侧面肌发麻，伴有面部虚浮，眩晕，咳痰，口干不欲饮，脉象弦滑，舌体肥大，苔薄白润等表现。这种颜面抽搐多见于口眼㖞斜或风痰眩晕经久不愈的患者。由于病久气虚，风痰久稽经络，风痰相搏，络脉失去约束，遂见颜面抽搐。治疗时应补气祛痰息风，常用方剂为千缗汤合六君子汤加南星。

诊断对照表

表现	病因
颜面抽搐，头晕，耳鸣，急躁	肝气郁结
颜面抽搐，伴有头疼，流泪等	风邪阻络
颜面抽搐，情绪激动时抽搐加剧	肝风内动
颜面抽搐，患侧面肌发麻	风痰阻络

35 种病态面容与病症对照表

名称	面容特征	病症
水肿面容	面部皮肤肿胀或按之凹陷不起	水肿病
满月面容	面颊肥大，状如满月，皮肤发红而伴有痤疮，儿童或妇女还会长小胡须	皮质醇增多症
痉挛面容	一侧面部肌肉发生阵发性不规则抽搐或口角抽搐	面神经瘫痪后遗症或三叉神经痛
麻疹面容	双眼发红，畏光流泪，分泌物多	麻疹
二尖瓣面容	面色黄而水肿，面颊暗红，口唇青紫，舌心晦暗	风湿性心脏病
瘫痪面容	单侧面部肌肉瘫痪，表情动作完全丧失，眼裂扩大，鼻唇沟变浅，口角下坠	面部神经炎所致的周围性面瘫
醉酒面容	面色潮红，醉眼朦胧，面容如醉酒时的样子	肺源性心脏病、高原病或潜水病
假面具面容	面部无表情，像戴了面具一样	帕金森病或脑炎
狮状面容	面部布满高低不平的结节与斑块，眉毛、睫毛、汗毛、胡须部分或全部脱落	瘤型麻风病
苦笑面容	面部肌肉痉挛，牙关紧闭，呈苦笑样	破伤风
甲亢面容	眼球凸出，眼裂扩大，面黄肌瘦	甲状腺功能亢进症
伤寒面容	表情淡漠，舌红少苔	肠伤寒、脑炎、脑脊髓膜炎
肢端肥大症面容	颧骨突起，面部变长，下颌骨增大并向前突出，唇舌变厚，耳鼻增大	肢端肥大症

名称	面容特征	病症
呆小病面容	面容发育不良，头发干枯，鼻梁扁平而宽，眼睑水肿，鼻头上翻，舌常伸出口外	呆小病
黑变病面容	面部出现淡褐色、深褐色或灰黑色的点状色素沉着，严重者连成一片	慢性中毒
白化病面容	面部呈乳白色或粉红色，头发为白色或淡黄色	白化病
猩红热面容	面部潮红，口鼻周围较苍白，即环口苍白圈	猩红热
煤气中毒面容	面部、口唇、眼睑结膜出现樱桃红色	煤气中毒
蛔虫病面容	在前额或两颧出现粟粒疹，面色萎黄，唇红	蛔虫病
艾迪生病面容	面部灰黑，前额最明显，口唇发青	肾上腺皮质功能不全、艾迪生病
恶病质面容	面部瘦削，眼窝凹陷，面色晦暗或萎黄，表情痛苦或淡漠	重病晚期，如癌症晚期
糖尿病面容	面色黄白，有红斑和丘疹	糖尿病
黑色面容	面色棕黑无光泽，兼有青灰	肝病
发绀面容	面部和口唇出现青紫色	缺氧
急性病面容	面色苍白或潮红，表情痛苦，鼻翼翕动	急性发热疾病，如肺炎、疟疾
慢性病面容	面色灰暗、憔悴、萎黄，表情淡漠	慢性消耗性疾病，如严重结核病、肝硬化、癌症
肺结核面容	面瘦且白，下午两颊绯红	肺结核
甲状腺功能减退症面容	面白且水肿，眼睑水肿松弛，眼裂变小，表情迟钝	甲状腺功能减退症
软骨发育不良症面容	头大面小，眉间隆起，鼻呈鞍状	软骨发育不良症
手足徐动症面容	头部扭动，舌头时而伸出口外	手足徐动症
唐氏综合征面容	鼻梁扁平，口常呈半张开状，舌尖伸出口外，表情痴呆	遗传性染色体病，如唐氏综合征

名称	面容特征	病症
重症肌无力面容	单侧或双侧眼睑下垂，皱纹增多，眼眉抬高，仰头伸脖	重症肌无力
斧头状面容	头部骨象显露，呈皮包骨样，正面看去如上大下小的斧头状	肌萎缩病
眉骨隆起面容	眉骨隆起	小儿脑积水、佝偻病、肢端肥大症、地中海贫血等
破坏性面容	五官毁坏，出现一些不规则的收缩性瘢痕	外伤、梅毒、恶性皮肤肿瘤等

第三章

观眼知健康

● 眼睛不但是人的灵魂之窗，也是人的健康之窗。

它不但是人体接受、获取外界信息最多的器官，也是透露人体内部信息相对较多的器官。观察眼睛是否存在发黄、发红、不停眨动、流泪、无神、上眼睑下垂、瞳仁散大等，可知身体的健康状况。

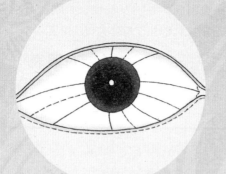

眼睛发黄：脾气不足

眼睛发黄，是指双眼（或单眼）变黄。眼黄、尿黄、身黄被称为"黄疸"，历代医籍中有"黄瘅""谷疸""酒疸""女劳疸""阳黄""阴黄"等名称。

湿热会使人的眼睛和身体都发黄，且黄色鲜明，可见发热，口渴，身倦无力，食少纳呆，厌恶油腻，恶心呕吐，舌苔黄腻，脉象滑且跳动急速。这是湿热蕴结中焦，熏蒸肝胆，胆液外泄，浸渍于肌肤所致。根据湿热的不同程度，又有热重于湿、湿重于热、湿热并重三种情况。对于因不同程度湿热而引起的眼睛发黄，应区别治疗：热重于湿者，治疗时应清热利湿，佐以通便，药方选用栀子大黄汤；湿重于热者，治疗时应利湿化浊，佐以清热，药方应选茵陈五苓散；湿热并重者，治疗时应清利湿热，佐以解毒化浊，药方可选用茵陈蒿汤。

瘀血会使人眼睛发黄，然后身体发黄，色泽晦暗，面色青紫或黧黑；或胁下有肿块，疼痛不适；或有低热；或大便漆黑，脉象弦涩或细涩。这通常是肝郁气滞，日久成瘀；或湿热黄疸迁延不愈，湿郁气机不利，瘀积肝胆，胆汁疏泄失职所致。瘀血引起的眼睛发黄比较顽固，不易速愈，治疗时应以活血行瘀、软坚散结为主，常用方剂有大黄䗪虫丸等。

脾虚血亏会使人眼睛发黄，肌肤发黄无光泽，神疲乏力，心悸失眠，头晕，爪甲不荣，舌质淡，脉象濡细。这是劳倦内伤或久病，使脾胃虚弱，气血亏损，肝失所养，疏泄失职，胆汁外溢所致。治疗时应健脾补气养血，药方可选用小建中汤、十全大补汤等。

诊断对照表

表现	病因
眼睛和身体都发黄，且黄色鲜明	湿热
身体发黄，色泽晦暗，面色青紫或黧黑	瘀血
肌肤发黄无光泽，神疲乏力，心悸失眠	脾虚血亏

眼睛发红：感染毒邪

眼睛发红，是指双眼（或单眼）白睛红赤。在《黄帝内经》和《伤寒论》中均称"目赤"。其后历代医家，根据目赤的病因、病症等分别又有"暴风客热""天行赤眼""赤痛如邪""大小眦红"等名称。

眼睛发红可由外感风热、天行时邪、邪热潜伏于脉络或酒毒蕴蓄体内造成。

外感风热会使人出现白睛暴赤，热泪如汤，羞明隐涩，兼见恶寒发热，头痛鼻塞，舌苔薄白，脉象浮浅且跳动急速等表现。这主要是感受风热之邪而发，一般多发生于风盛之时。治疗时应疏风清热，药方宜选荆防败毒汤或羌活胜湿汤。

天行时邪会使人出现白睛红赤灼热，眵多黏结，怕光羞明，眼涩难睁。或先患一眼而累及两眼，或两眼齐发。这是因感受时气之毒而发，多偏于热盛。发病急且传染性强，往往是一人发病，迅即传染，广泛流行。治疗时应疏风泄热解毒，药方宜选驱风散热饮子。

邪热潜伏于络脉，常见白睛淡红，表面有赤脉纵横，虬蟠旋曲，丝脉粗细稀密不等，久而不愈。多因诸热性眼病失于调治转变而成，或因经久冒涉风沙以及长期近火烟熏，或长期从事精微细致工作，目力过劳，以致热郁血滞而发病。治疗时应搜热散瘀，药方宜选退热散。

酒毒蕴蓄体内，也会使人眼睛发红，表现为白睛渐渐黄赤，眼涩干痒，兼见湿热内蕴之症，舌苔黄腻。酒毒蕴蓄在体内而眼睛发红的人，必有长期嗜酒病史，酒毒内蕴，脾弱肝旺，湿热上行，两目渐渐黄赤。治疗时应清热利湿，药方宜选茵陈五苓散。

诊断对照表

表现	病因
白睛暴赤，热泪如汤，羞明隐涩	外感风热
白睛红赤灼热，眵多黏结，怕光羞明	天行时邪
白睛淡红，表面有赤脉纵横	邪热潜伏于脉络
白睛黄赤，眼涩干痒，伴有舌苔黄腻	酒毒蕴蓄体内

眼睛不停眨动：肝虚血少

眼睛不停眨动是指眼睑开合失常，时时眨动，不能自主的表现，多与肝脾两脏有关，但又虚实不同。这一病症常发生在小孩子身上。

肝虚血少而出现眼睛不断眨动为血虚不能荣养筋肉、濡润目窍的虚证。肝气乘脾而出现眼睛不断眨动，乃是肝强脾弱所致，属因虚致实而患。诊断时必须加以区别。

肝经风热会使人两眼不断眨动，眼睑筋肉上下左右如风吹，不能自主，或伴发热，或致风搐，舌苔薄白，舌质红，脉象细且跳动急速，甚则手足搐动。多为风热侵袭肝经，引动内风，循经上扰所致。治疗时应疏风清热，平肝定搐，药方宜用泻青丸或柴胡清肝饮；如阴液已伤，应配合六味地黄丸。

肝气乘脾会使人两眼睑时时眨动，面色发青，夜卧易惊，食少纳呆，体倦乏力，舌苔白腻，脉濡细。多为肝气过盛化风，脾土受侵所致。治疗时应平肝健脾，药方宜用五味异功散，加柴胡、白芍、生姜；如肝风较甚，去人参，加赤芍、蝎尾、钩藤。

肝虚血少会使人双睑连眨不止，眼部涩痒，常以手揉眼，时轻时重，甚者入夜不能视物，舌淡红，脉濡细。多为肝血亏损，血虚生风，眼睑筋肉失于滋养所致，属虚证。治疗时应补肝养血，药方用养肝丸加减；也可选用新鲜猪肝、羊肝煮食。

诊断对照表

表现	病因
两眼不断眨动而不能自主	肝经风热
两眼睑时时眨动,面色发青,体倦乏力	肝气乘脾
双睑连眨不止,眼部涩痒,时轻时重	肝虚血少

眼睛流泪：肝血不足

眼睛流泪是指泪液无制，溢出眼外。《素问》有"风见则泣下"的记述。《神农本草经》称之为"泪出""泣下"。《证治准绳·七窍门》将其归纳为"迎风冷泪""迎风热泪""无时冷泪""无时热泪"四类。

眼睛流泪可分为迎风流泪、流冷泪、流热泪等几种情况，病因不相同，诊断时应加以区别。

肝经虚寒会使人出现迎风流泪，常见于年高血虚之人。主要表现为遇风则冷泪频流，形体消瘦，面色无华，唇淡甲白，舌质淡，脉细。严重的则伴有肢冷身凉，舌质淡，舌苔白润，脉象沉迟等表现。这种迎风流泪多由肝血不足，不能上荣于目所致，治疗时应养血祛寒，若兼有肝虚气弱的症状，则宜用河间当归汤；冷泪日久，目视不明者，可服用枸杞酒调治。

肝肾两亏会使人常流冷泪，遇寒则更严重。初起泪止如无病症，久则冷泪长流，伴有眼目昏眩，视瞻不明，耳鸣耳聋，失眠遗精，腰腿酸软，舌苔白，脉细弱。这种常流冷泪多由房事不节，精血衰少，或悲伤哭泣，伤阴耗液，致肝肾两亏，阴损及阳，泪液不能节制所致。治疗时应温养肝肾，补益精血，药方宜用菊睛丸、肝肾双补丸，配合麝香散搐鼻。

阴虚火旺会使人不时流热泪。主要表现为白天常流热泪，晚上则干涩，伴有头晕目暗，舌苔薄白或薄黄，舌质红，脉细且跳动急速等表现。这种流泪多由肝肾阴虚，水火不济，虚火上炎所致。治疗时应滋补肝肾，从阴引阳，药方宜用椒苈丸；如虚中夹实，兼夹肝胆之火者，宜用加味当归饮。

诊断对照表

表现	病因
遇风则冷泪频流，形体消瘦，面色无华	肝经虚寒
常流冷泪，伴有眼目昏眩，耳鸣耳聋等	肝肾两亏
白天流热泪，晚上则干涩	阴虚火旺

两眼无神：血气亏损

两眼无神，是指两眼神光不足。轻者自觉视物无力，眼皮酸困；重者形赢色败，昏不知人。《银海精微》中说："肝肾之气充则精彩光明，肝肾之气乏则昏朦眩晕。"说明神光能够反映全身脏腑精气状况。

两眼无神主要是由体内阴血虚亏或精气衰败所致。

体内阴血虚亏会使人两眼光彩不足，自觉视物昏朦，易于疲困，头昏耳鸣，肢软乏力，心悸失眠，潮热盗汗，舌红或舌淡，脉细数或虚软无力。其病因有四：①劳心思虑太过，心脾受损，心脾血虚，血不养睛；②外伤、虫兽伤或妇人产伤失血太多，血虚眼目失养；③久病失治，气阴两虚，目失濡养；④饮食失节，纵酒恣欲，房劳伤肾，肾精虚亏，精血不能上充。《景岳全书》中说："眼目一证……既无红肿，又无热痛，而但或昏或涩，或眩运，或无光，或年及中衰，或酒色过度，以致羞明黑暗，瞪视无力，珠痛如抠等证，则无非水之不足也。"对于阴血虚亏而导致的两眼无神，治疗时应滋阴养血，药方宜选三仁五子丸。

精气衰败会使人两眼内陷，目视无光，瞳仁散大，目不识人，形赢色败，喘急异常，二便失禁，或两手循衣摸床，或语无伦次。这是病势垂危的征兆。脏腑精气衰败，不能上行于目，则两目内陷，暗淡无光。瞳仁内应于肾，久病穷必归肾，肾精衰败，则瞳仁神光自散，故双眼内陷，目视无光，瞳仁散大，目不视人为其辨证要点。本症是精气衰败、阴阳竭绝的危重病症。治疗时应回阳救逆，药方宜选四逆加人参汤。

诊断对照表

表现	病因
两眼光彩不足，自觉视物昏朦	阴血虚亏
两眼内陷，目视无光，瞳仁散大，目不识人	精气衰败

上眼睑下垂：气血瘀滞

上眼睑下垂，指上眼皮下垂，难以抬举，影响眼睛看东西。轻者半掩瞳仁，重者黑睛全遮，垂闭难张。

上眼睑下垂，一般分为先天与后天两种。先天性上眼睑下垂多双眼同病，由遗传或先天发育不全而致提上睑肌功能减退甚至丧失引起；后天性上眼睑下垂，多单眼发病，得之于病后创伤所致动眼神经麻痹或重症肌无力或其他原因。

中气下陷会使人上眼睑下垂，起病较缓，上眼睑缓慢下垂，逐渐加重。患者瞻视往往仰首提眉，久则额部皱纹深凹，甚则需以手提睑，方能见物；全身体弱乏力，形寒气短，四肢虚软，舌淡质嫩，脉虚沉微；或见脱肛；妇女或见子宫脱垂。该症多因饮食不节或忧思伤脾，又因平素脾胃虚弱，以致中气下陷而成。治疗时应补中益气，药方宜选补中益气汤。

风邪侵入络脉会使人上眼睑下垂，因风善行而数变，故起病较急。主要表现为上眼睑忽然下垂，且痒如虫行，头痛目胀，舌红，脉象浮浅且跳动急速。这是外感风邪，入里中络，筋脉受损所致。治疗时应养血祛风，药方宜选除风益损汤。

气滞血瘀会使人上眼睑下垂，主要是眼部或头额部遭受外伤，瘀血阻滞经络，胞睑纵而不收；或筋脉已断，气滞血瘀，胞睑无力提举。此类患者有明显眼部或头额部外伤史。治疗时应行气活血，药方宜选祛瘀四物汤。

诊断对照表

表 现	病 因
起病较慢,全身体弱乏力,形寒气短	中气下陷
起病较急,且痒如虫行,头痛目胀	风邪侵入络脉
有明显眼部或头额部外伤史而出现的眼睑下垂	气滞血瘀

瞳仁散大：体内火气上升

瞳仁散大是指瞳仁较正常开大，甚至展缩失灵，散而不收，黄仁仅剩窄细如线的病症。本症在《兰室秘藏》中称"瞳子散大"，在《证治准绳》中则称为"瞳仁散大"。

瞳仁散大又被称为"瞳仁开大""瞳人散杳"。瞳仁为先天之精气所生，后天之精气所养。精气失于敛聚，则瞳仁散大。所以，本症的调治原则应为聚敛精气。

气阴两虚会使人出现瞳仁散大，视物如在云雾之中，患眼干涩不爽，头晕目眩，体倦乏力，心烦少寐，口咽干燥，舌红苔黄，脉濡细，属虚证。这种瞳仁散大是心肝火盛，气不摄敛，阴失濡养所致。对于气阴两虚而引起的瞳仁散大，治疗时应益气养阴，药方宜用滋阴地黄丸。

阴虚火旺会使人瞳仁散大，视物模糊，目赤眵结，耳鸣耳聋，腰膝酸软，遗精滑泄，舌红苔少，脉虚细且跳动急速，属本虚标实。这种情况多由肝肾阴虚所致，阴虚于下，火旺于上。对于阴虚火旺而引起的瞳仁散大，治疗时应滋阴降火，药方宜用泻心汤，兼服磁朱丸。

暴怒伤肝会使人瞳仁散大，视物昏朦，面红目赤，胸闷胁痛，烦躁不宁，嗳气少食，舌红苔薄，脉弦。这种情况多是由肝气上逆所致，肝郁不达，怒则气上。对于暴怒伤肝而引起的瞳仁散大，治疗时应调肝理气，药方宜用调气汤，兼服磁朱丸。

外伤也可能导致瞳仁散大，且常伴有气滞血瘀的症状，如视物昏朦，头眼胀痛，甚则血灌瞳神，胞睑瘀血。治疗时可用活血化瘀之法，药方宜选用桃红四物汤加减。

诊断对照表

表现	病因
视物如在云雾之中，患眼干涩，体倦乏力	气阴两虚
视物模糊，目赤眵结，耳鸣耳聋	阴虚火旺
视物昏朦，面红目赤，烦躁不宁	暴怒伤肝
视物昏朦，头眼胀痛，甚则血灌瞳神，胞睑瘀血	外伤

第四章

观耳鼻口知健康

● 面诊除了观察面色、眼以外，耳鼻口也需要留意。耳朵是人体各脏腑的缩影，鼻子是人体内脏的外在表现，口唇是内脏健康与否的信号灯，如果出现耳内长肉、鼻子生疮、嘴唇青紫、口中生疮、咽喉肿痛、牙齿浮动、牙龈出血、牙龈萎缩等表现就要注意了。

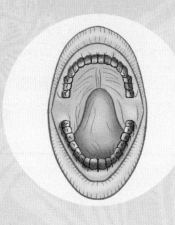

耳内流脓：热火上炎

耳内流脓是指耳内流出脓液，其色或黄或青，其质或稠或稀。最早见于《诸病源候论》，书中将其称为"聤耳"。《证治准绳·疡医》中说："亦曰耳湿，常出黄脓。有风耳毒，常出红脓。有缠耳，常出白脓……"

耳内流脓的原因主要有风热上扰，肝胆湿热，以及肾阴虚损、虚火上炎等。

风热上扰会引起耳内疼痛胀闷、跳痛或锥刺状痛。剧痛后，耳内流脓则痛缓解。其表现为听觉差，头痛，发热，恶风，鼻塞，流涕，咽干而痛，口渴，耳膜破溃，有脓液出，色黄，舌苔薄黄，脉浮数。病机为风热邪毒侵袭，传热入里，熏蒸耳窍，火热搏结，生腐化脓。治疗时应祛风清热，辛凉解表，药方宜选银翘散或桑菊饮，并加蒲公英、紫花地丁、野菊花等清热解毒之品。

肝胆湿热引起的耳内流脓发作急骤，耳痛重，脓出痛减，伴有发热，口苦，咽干，头痛，便干溲赤，耳脓黄稠、量多，舌苔黄腻，脉弦数等表现。病机为湿热之邪蕴结，循足少阳胆经上扰，湿热搏结，化腐生脓。肝胆湿热引起的耳内流脓为急骤的实热证，一般无表证，仅见里证。治疗时应清肝胆湿热，药方宜选龙胆泻肝汤。

肾阴虚损、虚火上炎引起的耳内流脓，时间长久，时作时辍，脓液清稀无味，伴头晕、耳鸣、耳聋、腰膝酸软、口干心烦、面色潮红且有低热，舌质红，脉细数。病机为肾精虚损，不能制阳，虚火上炎，循经上蒸于耳，肾窍空虚，易受外邪，邪与虚火交蒸，化腐为脓。治疗时应滋阴降火，药方宜选知柏地黄丸。

诊断对照表

表现	病因
耳内疼痛胀闷,耳内流脓则痛缓解	风热上扰
发作急骤,耳痛重,脓出痛减	肝胆湿热
时作时辍,脓包清稀无味	肾阴虚损、虚火上炎

耳内长肉：体内有热毒

耳内长肉是指耳窍内有小肉突出，形如樱桃，或如羊奶头，或如小蘑菇，或如枣核，头大蒂小。因其形状不一，故又有"耳痔""耳蕈""耳聤"等名称。

耳内长肉多由肝胆蕴热、热毒袭耳，或脾肾两虚、邪滞耳窍，或邪毒久留、气滞血瘀所致。

肝胆蕴热、热毒袭耳所生的耳肉，形状大小不一，色红无皮，常湿润，或有稀水溢出，或有脓液，或出血，触之疼痛，伴有耳鸣，严重的可导致耳聋，头晕纳差，便干溲赤，舌苔薄黄，脉弦且跳动急速。肝胆蕴热、热毒袭耳造成的耳内长肉是由于耳为肝胆经脉所过，邪热结于肝胆，热毒上蒙清窍，气血受阻，凝聚于耳。治疗时应清肝泻火，药方宜选柴胡清肝汤。

脾肾两虚、邪滞耳窍所生的耳肉，其形多不大，色淡红，潮湿，迁延日久，耳内稍痛，或有脓水流出，听觉差，伴有脘腹胀闷，纳谷不香，腰膝酸痛，头晕目眩，便溏，小便清长，舌苔薄白，脉细弱。肾得后天水谷精微充养，则精髓旺盛，耳窍聪灵。若脾失健运，化源不足，肾气亦虚。脾肾两虚，耳为肾窍，则受邪。邪滞耳窍，气血凝聚遂致耳内长肉。治疗时应补益脾肾，药方宜选桂附八味丸和参苓白术散加栀子、柴胡、连翘等。

邪毒久留、气滞血瘀所生的耳肉，色暗无华，触之疼痛，或出血，或有脓水流出，伴有听觉差，舌质暗、苔薄，脉细涩等表现。这是由于邪毒袭耳，迁延日久阻塞经络，气血瘀滞不散，结聚而成。治疗时应调和气血，行滞化瘀，药方宜选当归芍药汤。

诊断对照表

表现	病因
耳肉形状大小不一，色红无皮，常湿润	肝胆蕴热、热毒袭耳
耳肉形多不大，色淡红，潮湿	脾肾两虚、邪滞耳窍
耳肉色暗无华，触之疼痛	邪毒久留、气滞血瘀

耳朵流血：肝火上升

耳朵流血，即耳窍出血。《冯氏锦囊》中说："耳中出血，少阴火动所致。"李东垣说："耳中无故出血，名曰耳衄。乃肝肾相火上逆，迫血而衄。"

耳朵流血又有虚实之分。耳朵流血均为火旺上扰，迫血妄行而致，但肝火上逆导致的耳朵流血为实火，阴虚火旺导致的耳朵流血为虚火，两者的区别在于症状发作的缓急程度、全身表现和耳窍局部肿痛情况及出血量等。

肝火上逆者的耳朵出血表现为血从耳中突然流出，量较多，耳部疼痛，心烦易怒，或胸胁胀满，口苦，目赤，头痛，小便黄，脉弦且跳动迅速有力，舌质红。以上表现属于实热证，多因七情过激，肝失条达，气郁化火，循经上扰耳窍，迫血妄行，致血从耳中流出，出血量多，发作急骤。肝胆火热搏结，每致气血壅滞，所以耳部疼痛。治疗时当清肝泻火，凉血止血，药方宜选用犀角地黄汤加龙胆草、旱莲草等，外用龙骨煅灰掺敷。

阴虚火旺者的耳朵出血表现为血从耳中缓缓流出，时作时止，量不多，耳部不肿痛，头晕目眩，心悸耳鸣，腰膝酸软，神疲乏力，脉细且跳动迅速，舌质红。这类耳朵出血多是由肾阴不足，水不济火，相火上炎，迫血妄行所致。呈慢性发作，时作时止。肾阴虚则精水不充，脏腑经络孔窍失养，而呈心悸、头晕、目眩、耳鸣、腰酸乏力等诸肾虚表现。治疗时当滋阴降火，药方宜选用知柏地黄汤加麦冬、玄参。

从现代医学的角度讲，耳内流血兼有黄脓，极有可能是得了急性化脓性中耳炎，是病菌进入鼓室引起的鼓室黏膜炎症，应及时视情况进行药物或手术治疗。

诊断对照表

表现	病因
血从耳中突然流出，量较多，耳部疼痛	肝火上逆
血从耳中缓缓流出，时作时止，量不多	阴虚火旺

鼻上生疮：体内有热

鼻上生疮，是指鼻前孔附近皮肤红肿、糜烂、结痂、灼痒，有经久不愈、反复发作的特点。《医宗金鉴》中说："鼻疳者，因疳热攻肺而成，盖鼻为肺窍，故发时鼻塞赤痒疼痛，浸淫溃烂，下连唇际成疮，咳嗽气促，毛发焦枯也。"

肺经蕴热、邪毒外袭会使人鼻前孔灼热干燥、微痒微痛，皮肤出现粟粒状小丘，继而表浅糜烂，溢出少许黄色脂水或结有黄痂皮，周围皮肤潮红，甚至皲裂，久则鼻毛脱落，全身其他部位无明显症状。肺经蕴热，风热外袭，瘀滞于鼻，熏灼鼻孔处肌肤，则出现粟粒状小丘、皮肤潮红。热盛则肿而痛、灼热干燥，进而结痂。热毒腐灼，则肌肤溃破、糜烂，溢出脂水，风盛则痒而燥裂。对其应内外兼治：内治宜清热泻肺，疏风解毒，可选用黄芩汤加减，若燥热痛甚者，加黄连、丹皮以助清热解毒，凉血止痛之力，亦可选用银翘散和泻白散加减；外治时将内服的中药渣再煎，湿热敷于局部，或用漆大姑、苦楝叶、桉叶各30克煎水洗患处。

脾胃失调、湿热郁蒸会使人鼻前孔肌肤糜烂、潮红燥肿，常溢脂水或结黄浊厚痂，痒痛，偶见皲裂出血，严重者可侵及鼻翼及口唇，鼻窍不通，言谈不爽。脾胃失调，湿浊内生，蕴而生热，湿热循经上蒸，壅结鼻窍，腐蚀肌肤，则鼻窍肌肤糜烂潮红，湿浊不清，则脂水溢出，积成黄浊厚痂。对其也应内外兼治：内治宜清热燥湿，解毒和中，可选用萆薢渗湿汤加减；外治可用明矾3克、生甘草10克煎水洗涤，以清洁、消毒、敛水，糜烂久不愈者，用瓦松适量，烧灰存性，研末，撒布患处，以燥湿敛疮。

诊断对照表

表现	病因
鼻孔灼热干燥、微痒微痛，现粟粒状小丘，表浅糜烂	肺经蕴热、邪毒外袭
鼻前孔肌肤糜烂，溢脂水或结黄浊厚痂	脾胃失调、湿热郁蒸

嘴唇燥裂：脾胃热气太盛

嘴唇燥裂，是指口唇出现裂隙或裂沟，古称"唇燥裂"。中医认为是脾胃热盛或阴虚火旺引起。现在医学一般认为是核黄素缺乏的征象。

脾胃热盛者表现为口唇红肿有裂沟，伴有大渴引饮，多食易饥，口臭，大便秘结，脉象洪大或滑且跳动迅速、沉实，舌质红，苔黄厚。此类嘴唇燥裂多因热邪入里或多食辛辣厚味所致。唇为脾之外候，足阳明胃经夹口环唇，脾胃热盛，唇失滋养，故可产生嘴唇燥裂。临床上多伴有烦渴、易饥、口臭等阳明实热表现。治疗时当清泄脾胃实热，用清凉饮或滋唇饮，使上下清凉，火热自消。《石室秘录·唇裂》论嘴唇燥裂治法时说："火盛之极……大渴呼饮，虽非伤寒之证所得……白虎汤亦可救，但过于太凉，恐伤胃气，往往有热退而生变，仍归于亡，故白虎汤不可轻投也。我有一方，名曰清凉散。元参二两，麦冬一两，甘菊花五钱，青蒿五钱，白芥子三钱，生地三钱，车前子三钱，水煎服。此方妙在元参为君，以解上焦之焰；麦冬为臣，以解肺中之热；甘菊、青蒿为佐，以消胃中之火；尤妙车前子、白芥、生地为使，或化痰，或凉血，尽从膀胱以下泻其大热之气。"

阴虚火旺者表现为唇赤干裂，颧红，潮热盗汗，虚烦不眠，小便黄，大便秘结，舌质红，苔少，脉象细数。这类嘴唇燥裂多由于急性热病耗伤阴液，或五志过极，化火伤阴，或过服温燥劫阴之药，导致阴虚火旺，火炎灼口，出现嘴唇燥裂。

阴虚火旺所致唇裂与脾胃热盛所致嘴唇燥裂，虽皆为热象，但前者为虚热，后者为实热。治疗时应根据具体情况区别对待。治疗实热时应清之泄之；对于虚火的治疗原则，是"壮水之主，以制阳光"，药方可用滋阴地黄丸。

诊断对照表

表现	病因
口唇红肿有裂沟,多食易饥	脾胃热盛
唇赤干裂,颧红,潮热盗汗,虚烦不眠	阴虚火旺

嘴唇青紫：脾阳之气太弱

嘴唇青紫是指口唇出现青深紫色或青淡紫色。《金匮要略》中载有"唇口青"一症，视之为危候，是内脏阴阳气血衰弱的外在表现，因此多伴有脏腑功能衰退的症状。

嘴唇青紫主要是由脾阳虚弱，痰浊阻肺，气滞血瘀等原因造成的。

脾阳虚弱者表现为口唇青紫，其表现为纳少便溏，食后腹胀，手足不温，舌淡苔白，脉象沉弱。该类嘴唇青紫病位在脾，脾之华在唇，脾阳不振，清阳不能上荣于唇，久之可见唇青紫。治疗时应用温运脾阳之法，药方宜选附子理中汤。

痰浊阻肺者表现为口唇青紫，伴有咳喘痰鸣，甚则张口抬肩，不能平卧，痰浊稠黄，或痰自清稀，脉滑且跳动迅速，舌苔黄腻或白滑厚腻等表现。其为实证，是由于宿有咳喘痰疾，肺气不得肃降，津聚生痰；或脾虚不能运化，湿停生痰，痰浊蓄留于肺，肺气阻塞，百脉不得朝布所致。治疗时应区别对待：痰热者，应清化痰热，肃肺降气，药方宜选麻杏石甘汤加细茶、贝母瓜蒌散；痰湿者，应温化痰湿，健脾肃肺，药方宜选苓甘加姜辛半夏杏仁汤。

气滞血瘀者表现为口唇青紫，面色黯红或淡青，胸闷不舒或时有刺痛，或胸胁苦满，气短，心慌，脉沉涩而缓，舌黯有瘀斑，舌苔薄。其为实证，多为情志所伤，气机不畅，病久由气入血，瘀血阻络，气血不能上荣所致。治疗时也要区别对待：气滞偏重者，应行气活血，药方宜选瓜蒌薤白半夏汤；血瘀偏重者，应活血化瘀，药方宜选桃红四物汤和失笑散。桃红四物汤以强劲的破血之品桃仁、红花活血化瘀；以熟地黄、当归滋阴补肝、养血调经；以芍药养血和营，增补血之力；以川芎活血行气，助活血之功。

诊断对照表

表现	病因
口唇青紫，食后腹胀，手足不温	脾阳虚弱
口唇青紫，伴有咳喘痰鸣	痰浊阻肺
口唇青紫，面色黯红或淡青，胸闷不舒	气滞血瘀

嘴唇颤动：脾虚血燥

　　嘴唇颤动又称"唇风"，俗称"驴嘴风"，可发生于上下唇，以下唇颤动较常见，好发于秋冬季节。《灵枢·五阅五使》中说"口唇者，脾之官也"，唇属足太阴脾经，脾虚血燥生风，故可出现口唇颤动。

　　胃火夹风和脾虚血燥都可能引起嘴唇颤动，其症状不同，治疗方法也不一样。

　　胃火夹风者表现为嘴唇发痒，皮肤发红，局部有灼热感，继则出现嘴唇颤动，大便秘结，舌苔黄燥，脉象弦滑。胃火可由外感风寒或风热失解，入里化热，热传阳明而来；亦可由素嗜辛辣厚味，胃腑蕴热而致，足阳明胃经环唇，胃经实火循经上传，与外风相合，风火相煽，故可发生嘴唇颤动。治疗时可用疏风清热，表里双解之法，药方可选双解通圣散；如兼大便秘结者，可用调胃承气汤。

　　脾虚血燥者表现为下唇发痒，色红且肿，继而口唇干裂，痛如火烧，又似无皮之状，嘴唇颤动，大便干燥，舌质红少苔，脉象细且跳动迅速。血燥可因感受秋季燥邪，或误服苦寒与温燥之品，耗伤阴血化燥所致。对于脾虚血燥引起的嘴唇颤动，治疗时应养血疏解风燥，可内服四物消风饮，外搽黄连膏、紫归油。

　　另外，其口唇疼痛由胃火所致者，明显肿痛，局部有灼热感；由血燥所致者，口唇干裂而痛。其大便不通由胃火所致者，系阳明胃府热邪炽盛，大便燥结成实，下唇夹口属足阳明胃经，上唇夹口属手阳明大肠经，故大便秘结时日越多，往往唇动、肿痛之势愈重，腑气一通，其势立减；血燥生风致颤动者，系脾津不布，手阳明大肠津液不足，大便滞涩难解，无"痞""满""燥""坚""实"等阳明经脉的实证表现。

诊断对照表

表　现	病　因
嘴唇发痒，皮肤发红，局部有灼热感	胃火夹风
下唇发痒，色红且肿，口唇干裂，痛如火烧	脾虚血燥

口中生疮：中气不足

口中生疮简称"口疮"。《黄帝内经》中称为"口糜"或"口疡"。后世根据其临床表现及病机的不同，又有"口疳""口舌生疮""口中疳疮""口破""口糜"等名称。但一般习惯将其称为"口中溃疡"。

脾胃积热会使人口、唇、舌及齿龈等处生疮，周围红肿，甚者腮舌俱肿痛，影响进食，口渴饮冷，大便秘结，尿黄赤，或兼身热，舌质红，或有裂纹，舌苔黄，脉数有力。脾胃积热引起的口疮，属于实热，多因饮食失节，嗜食辛辣醇酒，炙煿厚味，脾胃积热，而脾开窍于口，脾胃之热上蒸于口所致。治疗时应清热泻火，药方宜选凉膈散、泻黄散。

阴虚火旺引起的口疮易反复发作，常因劳累或夜寐不佳而诱发，疮面黄白色，周围淡红，疼痛昼轻夜重，口干，心烦失眠，手足心热，舌红少苔，或有红裂纹，脉象沉细且跳动有力。阴虚火旺引起的口疮，属于虚热，多因思虑劳倦，心阴暗耗，或热病后期，阴分受伤，阴虚火旺，上炎于口所致。治疗时应滋阴清火，切忌苦寒伤阴，如偏于心阴虚者，药方选黄连阿胶鸡子黄汤；偏于肾阴虚者，药方宜选知柏地黄汤等。

中气不足引起的口疮常反复发作，时轻时重，疮面色淡，疼痛较轻，纳少脘胀，大便不实，肢软神疲，短气懒言，舌质淡，边有齿痕，舌苔白，脉象细弱。中气不足引起的口疮多因气虚、劳倦、久病等使脾胃中气受损，或口疮日久灼阴耗气，脾胃气虚，阴火内生所致。治疗时宜应用补中益气汤或黄芪建中汤；如气阴两虚者，可选生脉散。

诊断对照表

表现	病因
口、唇、舌及齿龈等处生疮，周围红肿	脾胃积热
反复发作，常因劳累或夜寐不佳而诱发	阴虚火旺
口疮反复发作，时轻时重，疮面色淡	中气不足

咽喉肿痛：体内热气太盛

咽喉肿痛，以咽喉部红肿疼痛、吞咽不适为特征，又称"喉痹"。历代医学文献有"喉痹""嗌肿""喉风""乳蛾""喉痈"等名称。

肺胃热盛者表现为咽喉红肿、灼热疼痛，有咽喉堵塞感，且颌下淋巴结疼痛，伴高热，口渴欲饮，咳嗽痰黄，口臭，舌红苔黄，脉洪大且跳动迅速。肺胃热盛引起的咽喉肿痛，为里热实证，多由嗜食辛辣，肺胃蕴热，循经上扰咽喉，气血壅滞而致。对于肺胃热盛引起的咽喉肿痛，治疗时当清热利咽消肿，药方宜用金灯山根汤加减。

热毒壅闭会使人咽喉肿胀、疼痛剧烈，说话、吞咽困难，颌下淋巴结疼痛，痰鸣气急，牙关紧闭，如肿胀坚硬散漫则无脓，肿胀高突上部紧束下部软则有脓，伴有发热，口渴，头痛，脉跳迅速，舌红苔黄。热毒壅闭引起的咽喉肿痛，是脾胃积热化火，上扰咽喉，蒸灼肌膜，血肉壅腐而致。对于体内热毒壅闭引起的咽喉肿痛，治疗时当清热解毒消肿，根据肿胀无脓或有脓，宜选用五味消毒饮、清咽利膈汤、仙方活命饮加减。

肺肾阴虚会使人喉核肿胀，压之可有豆渣样物渗出，微红、微痛，有咽喉堵塞感，干咳无痰或痰少而黏，伴口渴，五心烦热，午后面部潮红，气短懒言，神疲乏力，舌红少苔，脉细且数。肺肾阴虚引起的咽喉肿痛，是身体一向阴虚，虚火上炎咽喉所致。对于肺肾阴虚引起的咽喉肿痛，治疗时当养阴清肺，药方用甘露饮。偏于肾阴虚者，有腰酸膝软，虚烦失眠，眩晕耳鸣等表现，治疗时应滋肾降火，药方宜用知柏地黄汤。

诊断对照表

表现	病因
咽喉红肿、灼热疼痛，有咽喉堵塞感	肺胃热盛
咽喉肿胀、疼痛剧烈，痰鸣气急	热毒壅闭
喉核肿胀，压之可有豆渣样物渗出	肺肾阴虚

咽喉溃烂：体内有火

咽喉部出现白色腐膜称作咽喉溃烂，严重者可蔓延至鼻部。《重楼玉钥》中说："喉间起白如腐一症，其害甚速。"一般来说，时疫白喉为疫毒所致，有传染性，以小儿多见；其他则无传染性，小儿、成人均可能得之。

时行疫毒会使人咽喉疼痛、肿胀，局部出现灰白色腐膜，不易拭去，拭去则出血，继则咽喉红肿剧烈，且疼痛干燥，白腐范围较大。腐膜经久不退，或自行脱落，汗出如油，面色苍白如纸，两目直视，四肢不温。咽喉为肺胃之通道，外感疫病之毒，直犯肺胃，流过经络。疫毒与气血相搏，故红肿热痛，腐烂而成腐膜，以致气道不和或梗死。轻者出现发热喘咳、干咳如吠、声音嘶哑等表现；重者出现面色苍白、痰鸣唇绀、吸气困难等喉部梗阻证候。时行疫毒引起的咽喉溃烂，前期为疫毒之邪，侵袭肺卫。治疗时应疏风清热解毒，药方选用银翘散加土牛膝、玄参等。中期疫毒内传，阳明气分实热。治疗时应清热解毒消肿，药方用仙方活命饮加僵蚕、蝉衣、土茯苓，如大便干结则加大黄。后期疫毒内盛凌心，心阳虚脱，阴阳不相维系，阴虚里热。治疗时应温阳固脱，益气生脉，药方宜用四逆汤和生脉散。

肺胃热盛会使人咽部红肿剧烈，疼痛较剧，喉核部出现白黄色脓点并逐渐连成腐膜，易拭去而不出血，伴有高热口渴，腹胀，便秘。此乃热毒壅阻肺胃，循经上扰伤腐咽部肌膜所致。治疗时应清热解毒消肿，药方宜用普济消毒饮或凉膈散。

阴虚火旺会使人咽喉出现片状、块状白色腐膜，伴腰酸，神疲无力，盗汗，舌质红，脉细弱且跳动迅速。这种情况为邪毒循足少阴经上扰咽喉，腐伤肌膜而成。治疗时应滋阴降火，药方宜用知柏地黄汤加玄参、麦冬。

诊断对照表

表现	病因
咽喉疼痛、肿胀，有灰白色腐膜，拭去则出血	时行疫毒
喉核部出现白黄色脓点，易拭去而不出血	肺胃热盛
咽喉出现片状、块状白色腐膜，伴腰酸，神疲无力	阴虚火旺

牙齿浮动：肾气虚

牙齿松动，又称"牙齿动摇"。手阳明之脉入下齿，足阳明之脉入上齿，齿为骨之余，寄龈以为养，所以牙齿松动与手足阳明之脉和肾关系密切。牙齿松动以老年人多见。

阳明热壅会使人出现牙齿松动，伴有牙龈红肿，或牙龈宣露，口臭，便秘，脉滑数，舌质红，舌苔黄白腻偏干。这大多是饮酒过度或嗜食辛辣所致。齿龈为阳明络脉所系，若肠胃积热，上蒸于口，腐其齿龈，则齿失所固而动摇。《寿世保元》中说："土热则焦摇。"治疗时宜清胃固齿，药方宜选清胃散或甘露饮。

肾阴虚会使人出现牙齿松动，继而牙龈宣露，伴有腰酸，头晕，耳鸣，脱发，脉细数，舌体瘦薄，舌质嫩红，舌苔薄或少苔。此类型多见于青壮年，或因房劳甚而伤肾精，或素有遗精之疾，致肾精不充，骨髓失养，则齿根动摇。治疗时应滋肾固齿，药方宜选六味地黄丸加骨碎补，或用滋阴清胃固齿丸。

肾气虚会使人出现牙齿松动，伴有腰酸，尿后余沥，甚则小便不禁，听力减退，脉沉细弱，舌淡苔白。此类型多见于老年人，或劳力过度者，肾气虚失于固摄，故牙齿松动。治疗时应补肾固齿，药方选还少丹。

此外，牙齿松动，也与口腔卫生有着密切关系。如果经常不漱口、不刷牙，食物残渣夹于齿缝，附于齿龈，日久蕴热，腐蚀牙根，则齿必摇。因此，保持口腔卫生也是防治牙齿松动的必要措施。

从现代医学临床治疗来看，牙齿松动若在Ⅰ度到Ⅱ度[*]，应首先去除病因，并治疗原发疾病，松动牙齿一般会即刻好转并逐渐稳固。对于松动度较大、牙槽骨吸收多、松动已达根尖或分叉点以下Ⅲ度的牙齿，以拔除为宜。

[*] 牙齿松动Ⅰ度：牙齿仅向唇（颊）舌方向松动；Ⅱ度：牙齿向唇（颊）舌方向及近、远中侧均有松动；Ⅲ度：牙齿向唇（颊）舌方向及近、远中侧均有松动，且伴有垂直向松动。

诊断对照表

表现	病因
牙齿松动,伴有牙龈红肿	阳明热壅
牙齿松动,牙龈宣露,伴有头晕,耳鸣,脱发	肾阴虚
牙齿松动,伴有腰酸,尿后余沥	肾气虚

牙龈出血：体内有火

牙龈出血，指牙缝或牙龈渗出血液，在《黄帝内经》中属"血溢""衄血"范畴；《金匮要略》则归入"吐衄"专篇；《诸病源候论》设有"齿间血出候"；至《证治准绳·杂病》中有"齿衄"病名。

足阳明胃经行于上齿，手阳明大肠经行于下齿；又肾主骨，齿为骨之余，所以本症与胃、大肠及肾关系密切，但以胃的病变为常见。

胃肠实火会使人牙龈出血如涌，血色鲜红，兼有牙龈红肿疼痛，口气臭秽，口渴喜热饮，便秘，脉洪数有力，舌质红，舌苔黄腻。这是由于过食辛辣之物，胃肠积热，上烁于齿，损伤血络，故见牙龈出血，为阳、热、实证。治疗时应清胃泻火，药方宜选清胃散或通脾泻胃汤。

胃中虚火会使人牙龈出血，血色淡红，兼有牙龈腐烂，但肿痛不甚，口干欲饮，脉滑数无力，舌质光红少津，苔薄且干。这种类型多是因为胃阴素虚，虚火浮动，上行于牙龈，耗灼胃络而成。治疗时应养胃阴清胃火，药方宜选甘露饮加蒲黄以止血。

肾虚火旺会使人牙龈出血，血色淡红，齿摇不坚，或微痛，兼有头晕、耳鸣，腰膝酸软，脉细数，舌质嫩红少苔。这种类型多见于肾阴素亏，或病后肾阴不足者，牙为骨之余而属肾，肾阴虚不能制火，阴火上腾，致阴血随火浮越而引起牙龈出血。治疗时应滋肾阴，降阳火，药方宜选知柏地黄丸加牛膝、骨碎补。

需注意的是，各种血液系统疾病也可出现牙龈出血的症状，表现为牙龈出血或拔牙后出血不止，用一般的止血方法不易止住。遇到这种情况，一定要详细检查，找出出血的原因，对症下药。

诊断对照表

表现	病因
牙龈出血多,血色鲜红,伴有口气臭秽	胃肠实火
牙龈出血,血色淡红,兼有牙龈腐烂	胃中虚火
牙龈出血,血色淡红,齿摇不坚	肾虚火旺

牙龈腐烂：胃热太盛

牙龈腐烂，是指牙床周围的组织破溃糜烂而疼痛，在《诸病源候论》中被称为"齿漏"，其后，历代医书统称为"牙疳"，其又被分为"走马牙疳""风热牙疳""青腿牙疳"等。

走马牙疳者表现为牙龈边缘或颊部硬结发红，一两天就出现腐烂，呈灰白色，随即变成黑色，流出紫色血水，气味臭恶，腐烂部不痛不痒，舌质红，舌苔黄腻，脉象数。走马牙疳的出现多由于麻疹、痘疹、痧毒、伤寒、疟疾、痢疾等病余毒未清，内热炽盛，伤及牙龈引起，比较严重。治疗时以解毒清热为主，常用解毒消疳汤内服。正气虚者，加人参、黄芪；脾虚者，加服人参茯苓粥；热久津伤者，可服甘露饮，以人中白散外擦于患处。

风热牙疳者表现为初起牙龈红肿疼痛，发热较速，易损伤出血，时流黏稠唾液，颌下有硬块，按之疼痛，间有恶心呕吐，便秘，舌质红，舌苔薄黄，脉象浮数。多由平素胃腑积热，又外感风热之邪，邪毒侵袭牙龈，伤及肌膜所致。治疗时用疏风清热解毒法，常用清胃汤。日久不愈，可加人参、玄参；兼湿重者，加茵陈、生薏苡仁、车前子。

青腿牙疳者表现为牙龈肿胀，溃烂出脓血，甚者可穿腮破唇，兼两腿疼痛，有肿块，形如云片，色似青黑茄子，肌肉顽硬，行动不便。青腿牙疳的出现与地区、生活、饮食有关，是时常坐卧寒冷湿地，寒湿之气滞于经脉，加以少食新鲜蔬菜、水果，过食牛羊肥腻腥膻，郁滞胃肠而为火热，口腔上炎所致。治疗时用祛寒行湿，清火解毒法，常以活络流气饮加蒲公英、马齿苋。

诊断对照表

表现	病因
牙龈边缘或颊部迅速腐烂，气味臭恶	患其他病时余毒未清，伤及牙龈
牙龈红肿疼痛，发热较速，易损伤出血	胃腑积热，又外感风热之邪
牙龈肿胀，溃烂出脓血，两腿疼痛	生活环境潮湿所致

牙龈萎缩：气血亏损

牙龈萎缩是指龈肉日渐萎缩，在历代医书中散见于"牙龈宣露""牙齿动摇""齿龃""齿挺"等病的论述中。牙龈萎缩在临床上很少单独出现，常与牙根宣露、牙齿动摇、牙龈腐烂以及牙龈出血等并见。

牙龈萎缩又叫牙周萎缩。牙龈附在牙齿和牙槽骨上，起保护和支撑牙齿的作用。牙龈萎缩后会使牙根暴露，对冷、热特别敏感。

胃火上蒸者表现为牙龈萎缩，龈肉萎缩腐颓，牙根宣露，伴有口臭，口渴喜凉饮，大便秘结，脉滑数，舌质红，苔黄厚。

肾阴亏损者牙龈萎缩溃烂，边缘微红肿，牙根宣露，伴有牙齿松动，头晕耳鸣，腰酸，手足心热，脉细数，舌红苔少。

两者均为不同程度的邪火熏灼牙龈所致。若过食膏粱肥甘，胃肠积热，或嗜酒食辛，热灼胃腑，均可使热邪循经上损牙龈，牙龈失荣，则龈肉萎缩而牙根宣露。又因为齿为骨之余，肾主骨，若房劳过度，耗伤肾精，精血不能上溉于齿，兼以虚火上炎，易致使牙龈萎缩而牙根外露。两者相比，胃火上蒸为实证，肾阴亏损为虚证。前者治疗时应清胃泻火，药方宜选择清胃散。后者治疗时应滋阴降火，药方宜选知柏地黄丸。

气血双亏会使人出现牙龈萎缩，颜色淡白，牙齿松动，伴牙龈出血，头昏目花，失眠多梦，脉沉细，舌质淡，舌苔薄白。这种情况多见于虚损之人，是气血不足，牙龈失去濡养，兼以虚邪客于齿间而致。与上述两者的区别在于：这种情况的牙龈萎缩伴龈肉色白，与上述两者的牙龈红肿有明显不同。治疗时应补气益血，药方宜选八珍汤。

诊断对照表

表现	病因
牙龈萎缩，龈肉萎缩腐颓，伴有口臭，口渴喜凉饮	胃火上蒸
牙龈萎缩溃烂，伴有牙齿松动，头晕耳鸣	肾阴亏损
牙龈萎缩，颜色淡白，牙齿松动，伴牙龈出血	气血双亏

咬牙：体内有蛔虫

咬牙，是指上下牙齿相互磨切、格格有声，在古典医籍中有不同的名称，如《金匮要略》称其为"啮齿"；历代又有"齿啮""咬牙""嘎齿"等名。

心胃火热会使人常于睡中咬牙，口渴思冷饮，消谷善饥，呕吐嘈杂或食入即吐，出现口臭，舌苔黄而少津，脉滑数。治疗时应清泄胃火，常用药方为清胃散。

体内有蛔虫而出现咬牙，多见于小儿，常于夜间发作，磨牙会使小儿的牙齿过多地磨损。常表现为睡中咬牙，贪食，有嗜异怪癖，面黄肌瘦，舌质淡红，舌苔白，脉弦滑。治疗时应以驱虫为主，佐以健脾化湿法，常用追虫丸、使君子散或乌梅丸。

气血虚弱会使人出现咬牙，声音低微，面色白，唇舌爪甲色淡无华，头目眩晕，倦怠乏力，少气懒言，舌体胖，舌质淡，舌苔薄白或白，脉细弱或虚大，这是气血虚弱，筋脉失于滋养而致。治疗时应用益气养血法，药方宜用八珍汤加减。

虚风内动会使人咬牙连声，或手足颤抖，面色憔悴，两颧嫩红，或盗汗，或咽干口燥，舌质红，舌苔极少或无苔，脉沉细。体内虚风内动引起的咬牙，是阴精耗伤，水不涵木所致。治疗时应用柔肝滋肾，育阴潜阳，息风止痉法，药方宜选镇肝息风汤、大定风珠。

长期咬牙可能会引发一系列的并发症，如记忆力减退、引发口臭或口腔异味、损伤听力和味觉，所以一定要引起重视。

诊断对照表

表现	病因
睡眠中咬牙，口渴思冷饮，消谷善饥	心胃火热
睡眠中咬牙，有嗜异怪癖，面黄肌瘦	体内有蛔虫
声音低微，面色白，倦怠乏力	气血虚弱
咬牙连声，或手足颤抖，面色憔悴	虚风内动

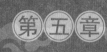

第五章

观舌知健康

●舌头会不时地向我们传递各种各样的能够显示身体健康状态的重要信息，因为舌头的状态是随着身体状态的变化而改变的。通过观察舌头的形态、颜色以及舌苔，我们就可以了解到人体的基本健康状况。

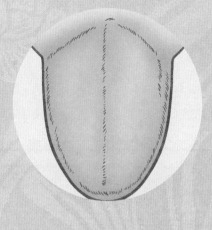

舌裂：热气太盛

舌上出现裂纹，其形状有横形、纵形、"人"字形、"川"字形、"井"字形等，均称为舌裂。唐朝孙思邈又称之为"舌破"，《千金要方·心脏脉论》中说："脏实……肉热口开舌破。"

舌裂在口腔科被称为裂纹舌，它的特征是在舌背上形成深沟，沟的排列有的像叶脉，有的像脑纹，于是有叶脉舌与脑纹舌之称。舌裂患者一般无自觉症状，遇刺激性食物可有轻度不适或刺痛。舌裂患者之所以苦恼，多是由于舌裂不易清洁，易导致感染而造成不适。

阴虚液涸者表现为舌头出现裂纹，无苔，舌红绛少津，口干，消瘦，五心烦热，或见出血、发斑，脉细数。这种情况多发生于病之极期，常见于温热病后期，因邪热久羁，热毒炽盛，灼烁津液，阴液大伤；或因某些慢性病久延失治，脏腑亏损，伤阴耗液；或因素体阴虚，误食温燥之物而伤阴。药方宜选增液汤滋阴清热，如伴有出血、发斑，可与犀角地黄汤合用。

阳明实热者表现为舌头出现裂纹，舌苔黄糙，身热出汗，恶热烦躁，口渴引饮，大便秘结，腹满坚硬拒按，甚则谵语，循衣摸床，脉洪大且跳动迅速或沉实。这种情况常见于外感热病过程中邪热炽盛的高峰阶段。病机为邪热内传阳明，搏结于胃肠，化燥成实，消烁津液，而致舌裂。治疗时应急下存阴，釜底抽薪，药方宜选大承气汤。

此外，还需要注意的是，健康之人也会偶尔有舌裂，或与生俱来，或为时已久，但其一切如常，则不可视为病态。这种舌裂的特点是舌质呈健康的肉红色，不胖不瘦，不老不嫩，舌苔薄白荣润，口中津液如常，其人毫无所苦，亦无其他不适感。

诊断对照表

表现	病因
舌头出现裂纹,舌红绛少津,消瘦	阴虚液涸
舌头出现裂纹,舌苔黄糙,恶热烦躁	阳明实热

舌头干燥：津不上承

　　舌上有苔，苔面缺乏津液，苔质干燥，或舌光无苔，望之枯涸，扪之燥涩，称为舌头干燥。此症应与"舌上无苔"加以区别。舌头干燥常伴口渴，并称为"口干舌燥"。

　　阳盛灼津者表现为舌头干燥，舌苔黄且燥或焦燥起刺，口渴喜冷饮，汗多，便秘溲黄，脉洪数。其多是外感热病过程中，邪热炽盛，灼烁津液而致。治疗时的重点是清热、祛邪、保津。根据邪热所犯部位而定方剂，如邪热壅肺者，用麻杏石甘汤加芦根、全瓜蒌、鱼腥草等；热在气分者，用白虎加人参汤；热结胃肠者，用承气汤类；热在肝胆者，用龙胆泻肝汤；热在营血者，用清营汤、犀角地黄汤。

　　阴虚液亏者表现为舌头干燥，舌质红绛，少苔或无苔，身热不甚，面潮红，手足心热，口干欲饮，尿短赤，神色萎靡，脉细数。这是热病后期邪热久羁，阴液亏耗；或五志过极化火伤阴；或嗜酒辛热食品，营阴暗耗等所致。治疗原则是滋阴、清热、增液，如胃津匮乏者，选益胃汤；肝肾阴虚者，用青蒿鳖甲汤、六味地黄汤加麦冬、五味子等。

　　阳虚而津不上承者表现为舌头干燥，舌苔白，口干不欲饮，或喜热饮，面色白或青灰无华，倦怠嗜卧，食欲不振，腹满冷痛，四肢厥冷，尿清便溏，脉沉迟。这是慢性病久延失治，或经大吐、大泻、大汗，折伐阳气，阳气虚弱，三焦气化失司，水液代谢紊乱，津不上承而致。治疗时宜温阳补气，可选四逆加人参汤；如阳虚水湿停留者，可选真武汤温阳利水。

诊断对照表

表现	病因
舌头干燥，舌苔黄且燥或焦燥起刺，口干喜冷饮	阳盛灼津
舌头干燥，舌质绛红，少苔或无苔，面潮红，口干欲饮	阴虚液亏
舌头干燥，舌苔白，口干不欲饮，食欲不振	阳虚而津不上承

舌头萎缩：危重难治

舌形敛缩，无力自由伸缩转动，甚至伸不过齿，称为舌头萎缩，又称"痿软舌"。《灵枢·经脉》中说："肌肉软，则舌痿。"临床较为少见，多属危重难治之症。

痰湿阻络者表现为舌软转动无力，言语不利，面白唇青，胸脘痞满，呕恶痰多，肢体困重，心悸眩晕，脉沉滑，舌淡红，舌苔白厚滑腻。这是由于肺、脾、肾三脏功能失调，三焦气化失司，尤以脾失转输运化之功能，使津液停蓄不化，聚而生湿，凝而成痰，痰气闭阻舌络，则舌之经脉失养，而成舌萎。治疗时应燥湿健脾，涤痰开窍，药方宜选涤痰汤。

心脾两虚者表现为舌软无力，面色无华，唇、指甲淡白，心悸怔忡，失眠健忘，饮食减少，四肢倦怠，脉细弱，舌淡嫩，舌苔薄白。这是因劳倦伤脾，脾失健运，气血化源不足，久则心脾气血虚极。舌为心窍，又为脾之外候，心脾两虚，气血不足以奉养于舌，筋脉乏气之温煦，血之濡养，而为舌萎。治疗时应补养心脾，药方宜用归脾汤。

肝肾阴涸者表现为舌枯晦敛缩而萎，口干舌燥，昏沉嗜睡，神倦耳聋，两颧红赤，脉微细欲绝，舌紫绛无苔。这种情况乃热邪久羁，劫灼肾阴；或伤精、失血之后，下焦阴精被夺，肾阴涸则肝失滋养，肝阴虚则下汲肾水，而肾脉循喉咙，挟舌本；肝脉循喉咙入颃颡，肝肾阴涸，不能上贯经脉而导致舌萎。治疗时应育液养阴，药方宜用加减复脉汤。

舌萎有新久、虚实之别。新病舌萎多见于急性热病的危重阶段，久病舌萎常见于内伤杂病。上述诸证，痰湿阻络有舌萎属实；心脾两虚、肝肾阴涸有舌萎为虚。施治之法，实证以涤痰开窍祛邪为主，虚证以补气养血、滋补肝肾扶正为要。

诊断对照表

表现	病因
舌软转动无力,面白唇青,心悸眩晕	痰湿阻络
舌软无力,面色无华,四肢倦怠	心脾两虚
舌枯晦敛缩而萎,口干舌燥,昏沉嗜睡	肝肾阴涸

舌头发红：体内有热

舌头颜色比正常的淡红色深，呈鲜红色或深红色，称为舌头发红，也称为红绛舌，是体内有热的表现。舌红与舌绛，严格地说，是两种不同的舌色，主病也有一定的区别。如《舌鉴辨正》中说："色深红者，气血热也；色赤红者，脏腑俱热也。"

舌红与舌绛一般都主热证，常见于高热或化脓性感染。二者仅在程度上有轻重之分，绛舌为红舌的进一步发展，其形成的机制及临床意义相类似。

阳盛实热者会出现舌红绛，且多见于温热病邪热亢盛阶段，邪盛而正未衰。主要临床表现为舌质红绛，色泽鲜明，发热，心烦躁扰，甚则出现神昏谵语、斑疹隐隐，口渴饮冷，脉洪大且跳动迅速有力。其成因为邪热入侵，营热蒸腾，热灼营阴。舌质由红转绛，意味着热势逐渐严重。舌质红绛，一般认为是热入营血的标志。治疗时应清营凉血，药方宜选清营汤、犀角地黄汤等。

阴亏虚热者会出现舌红绛，且多见于温热病及某些慢性病后期，正虚邪衰。主要临床表现为舌质红绛，色泽晦暗，潮热面赤，心悸盗汗，五心烦热，神倦，脉细且跳动迅速。其成因为邪热久羁，灼烁阴液；或某些慢性病久延失治，阴亏液耗；或因过用汗下、误投燥热药，以致阴液受损，虚火上炎。治疗时应遵循"壮水之主，以制阳光"的原则。对于温病来说，药方宜选益胃汤、加减复脉汤。如果出现舌质红绛、舌面光滑如猪肝状、舌体干瘪枯萎的现象，应抓紧用大剂补阴，否则，预后大多不佳。

舌的两侧发红多为肝胆热盛，可见于高血压、甲状腺功能亢进等。舌尖发红多为工作时间过长，经常失眠，心火过亢所致。

诊断对照表

表现	病因
舌红绛，色泽鲜明，发热，心烦躁扰	阳盛实热
舌红绛，且色泽晦暗，潮热面赤，心悸盗汗	阴亏虚热

舌头青色：体内寒凝血瘀

对于舌头出现青色，《舌胎统志》中形容其"如水牛之舌"，是由瘀阻引起的。青舌与蓝舌相似，《神验医宗舌镜》中说："五色有青无蓝，蓝浅而青深，故易蓝为青。"《辨舌指南》中说："蓝者，绿与青碧相合。"青舌多主寒、主瘀；蓝舌多主湿热、肝风，且较少见。二者临床意义不同。

全舌青色，多为寒邪直中肝肾，阳郁不宣；舌边青色，是内有瘀血。青舌可见于心力衰竭、酒精性肝硬化、原发性肾上腺皮质功能减退症、结节性多动脉炎等病症。许多妇科疾病和肠胃疾病也会出现青舌。

寒气凝结、阳气郁结者表现为舌青而润滑，恶寒蜷卧，四肢厥逆，口不渴，下利清谷，或手足指甲唇青，脉来沉迟且无力，甚或无脉。这种情况多是寒邪直入于里，而寒为阴邪，阴寒内盛，阳气郁而不宣，气血凝滞所致。外感病见此，常为寒邪直中少阴、厥阴之证；屡经汗下，阳气受戕，肝肾虚衰，寒从内生，舌青意味着阳气将告败绝。《神验医宗舌镜》说："若杂病见此……真阳衰绝之候，其有可治者，或稍带微蓝，或略带蓝纹……藏气未绝。"治疗时应重用温阳祛寒之剂，药方宜选四逆汤、附子理中汤、吴茱萸汤等。

瘀血郁结者表现为舌青而干涩，口燥漱水不欲饮，面色黧黑，口唇青紫，胸满，皮肤甲错，出血紫黑，脉迟细涩；局部可出现青紫斑块、肿块、肿胀刺痛。主要原因有三：①寒邪入侵脏腑，血得寒则凝；②气虚或气滞不能推动血运，停而为瘀；③外伤或其他原因出血之后，离经之血停留体内。有瘀血而见舌青，这和体表受跌仆伤而发青是同一道理。对于体内瘀血郁结而引起的舌头青色，治疗时除了要活血化瘀之外，还须根据致瘀原因标本同治。当瘀血化去后，舌质颜色即可恢复正常。

诊断对照表

表现	病因
舌青润滑，恶寒蜷卧，四肢厥逆	寒气凝结、阳气郁结
舌青干涩，面色黧黑，口唇青紫	瘀血郁结

舌头紫色：体内有热毒

舌呈紫色，或色紫带绛，晦然不泽；或紫中带青而滑润，均称舌紫。舌紫易与舌绛、舌青相混淆。在古代医学文献里，有学者认为舌紫乃舌绛的进一步发展者；也有因舌紫与舌青的主病相类似而归为一类者。

血分热毒会使人舌质紫而带绛，高热烦躁，甚或昏狂谵妄，斑疹紫黑，或吐血、衄血，脉洪数。这种情况多由温热病中营热不解，热邪深入血分，热深毒盛，迫血妄行而致。

寒邪直中会使人舌质紫而带青，身寒战栗，四肢厥冷，腹痛吐利，或手、足、指甲、唇发青，脉沉迟，甚或沉伏不起。这种情况或因素体虚寒，复感寒邪；或因伤寒失治、误治转属。

血分热毒而引起的舌紫与寒邪直中而引起的舌紫均属危重症，必须及时抢救。前者治疗时应凉血解毒，药方选犀角地黄汤、神犀丹等；后者治疗时应迅速使用回阳救逆法，药方宜选四逆汤、回阳救急汤等。

瘀血内积会使人舌质紫而带灰，晦暗不泽，或腹内有结块，伴胀痛，疼痛以刺痛为主，痛处固定不移，面黯消瘦，肌肤甲错，脉细涩。其成因有二：①素有瘀血，复又邪热内蕴，经脉瘀滞。②因情志郁结，或因寒湿凝聚，使脏腑失和，气血瘀滞，日久瘀积成块，舌紫即为瘀血内积的表现。对于瘀血内积而引起的舌紫，治疗时以活血化瘀为主，药方宜选膈下逐瘀汤、血府逐瘀汤之类。

紫舌常见于慢性支气管炎、充血性心力衰竭、肝硬化等疾病，如果舌质长期呈暗红色或紫色，要警惕癌症的发生。大多数癌症患者的舌色易呈暗红色或紫色，特别是食管癌、贲门癌、白血病、肺癌等。

诊断对照表

表现	病因
舌质紫而带绛，高热烦躁	血分热毒
舌质紫而带青，身寒战栗，四肢厥冷	寒邪直中
舌质紫而带灰，晦暗不泽	瘀血内积

舌头淡白色：气血不足

舌质色浅淡，红少白多或纯白无红色者，称为淡白舌。淡白舌在内伤杂病中较为多见，外感热病后期亦有之。无论外感或内伤疾病，凡舌见淡白色，一般多为虚证，常表示病程较长，不易迅速治愈。

淡白舌在临床中很常见，清代傅松元《舌苔统志》一书将淡白舌分成两类：一类是"较平人舌色略淡，此枯白之舌色略红润"的淡白舌；另一类是枯白舌，"连龈肩皆无血色"。

气血两虚者表现为舌色淡白，舌苔尚润，舌体大小正常或略小，唇淡，面色无华，头晕耳鸣，神疲肢软，声低息微，心悸自汗，妇人月经量少且色淡或闭经，脉虚细软。引起这种情况的原因很多，如先天禀赋不足，后天失于调养，疾病久延，失血过多等，其中气虚不能生血，或血虚而后气衰，最终气血两虚，以致不能上荣于舌，故舌色浅淡而白，为气血双亏，可见于贫血。另外，淡白舌还常见于营养不良、慢性胃炎、内分泌功能减退等情况。治疗时宜气血双补，选方如十全大补汤。

脾虚寒湿者表现为舌色淡白，舌苔湿润多津，舌体胖嫩，舌边有齿印，神色萎顿，膝冷畏寒，泄泻清稀，水谷不化，不思饮食，腹胀，肢体浮肿，按之不起，脉沉迟或沉细。这是由于脾阳亏损，脾虚化源匮乏，脏腑经络无以滋荣，反映于舌，故淡白无华；脾虚不能制水，水湿失于运化，浸润于舌，故见舌体肿大胖嫩。这种情况脾阳虚衰是本，寒湿潴留为标。治疗时宜以温脾助阳，祛寒逐湿为法。药方宜选实脾散、苓桂术甘汤加减。

若舌淡白，毫无血色，枯萎无光泽，无舌苔，称为枯白舌，此情况属危重之象，患者阳气衰微，阴精衰竭。

诊断对照表

表现	病因
舌淡白尚润，面色无华，头晕耳鸣	气血两虚
舌淡白湿润，舌体胖嫩，神色萎顿	脾虚寒湿

舌上无苔：阴液不足

　　舌上无苔，光滑洁净，严重者如镜面，称"镜面舌""光滑舌""光莹舌""光剥舌""光红柔嫩舌""舌光无苔"，提示证情危笃，辨证时应当注意。

　　舌上无苔，轻者可提示营养不良，如缺乏维生素 B_{12} 或铁；重者提示体液亏乏，病情危笃。

　　胃阴干涸者表现为舌红而光，舌面乏津，舌心尤甚，烦渴不安，不思饮食，或知饥不食，干呕作恶，或胃脘疼痛，肌肤灼热，低热，大便秘结，甚则噎膈，反胃，脉细数无力。

　　肾阴欲竭者表现为舌绛而光，其色干枯不鲜，扪之无津，舌体瘦小，咽喉干燥，面色憔悴，头晕目眩，牙齿色如枯骨，腰膝酸软，潮热盗汗，脉沉细数。

　　上述两者均为阴液涸竭的虚证，病至危重，因汗下太过，或久病失治，或温病邪热久羁，或过服温燥劫阴之药，或失血、伤精，使胃、肾阴液虚竭，不能上营于舌，以致舌绛而光，干燥无津。前者治疗时应滋养胃阴，可用益胃汤，或用炙甘草汤去生姜和桂枝加鲜石斛、蔗浆、麦冬。后者治疗时应滋补肾阴，可选左归饮。

　　气血两虚者表现为舌淡白而光，常见面色㿠白或萎黄，唇甲淡白，头晕眼花，心悸失眠，疲倦乏力，少气懒言，语声低微，手足麻木，食欲不振，大便溏薄，小便清长，脉沉细无力。这种情况多由脾胃损伤，食欲不振，气血无以化生，病久而见气血两虚，舌质不得濡养，舌苔逐渐脱落，新苔不能续生，以致全舌淡白而光滑。治疗时应健脾养胃，补气生血，药方可选用八珍汤等。

诊断对照表

表现	病因
舌红而光,舌面乏津,烦渴不安	胃阴干涸
舌绛而光,色干枯不鲜,舌体瘦小,面色憔悴	肾阴欲竭
舌淡白而光,面色㿠白或萎黄,心悸失眠	气血两虚

舌苔白色：体内有寒气

舌苔呈白色，称为舌苔白。《辨舌指南》中说："舌地淡红，舌苔微白……干湿得中，不滑不燥，斯为无病之苔……"即正常人舌质淡红，舌苔微白，与病理性白苔不同，应注意区分。

舌苔白、舌色也偏白的人多伴有形寒肢冷、手足不温，为阳气不足导致的虚寒体质。

风寒袭表者表现为舌苔薄白，主要表现为恶寒或恶风，头项强痛，发热，无汗，身痛，脉浮紧。风寒之邪外袭肌表，由皮毛而入，邪犯太阳膀胱经，寒为阴邪，易伤阳气，所以《辨舌指南》中称："舌无苔而润，或微白薄者，风寒也，外证必恶寒、发热。"治疗时应辛温解表，药方宜选麻黄汤。

寒湿袭表者表现为舌苔白滑，恶寒发热，无汗，头痛头重，腰脊重痛，肢体酸楚疼痛，或一身尽痛，不能转侧，脉紧。这是冒寒晓行，或远行汗出，淋受凉雨，寒湿外受，邪客肌表所致。治疗时应疏风散湿，药方宜用羌活胜湿汤。

脾阳虚衰者表现为舌苔洁白，光亮少津，其形有如片片雪花散布舌上，其色比一般白苔更白，并见面色少华，腹中冷痛，喜温喜按，腹满时减，食欲不振，便溏溲清，形寒肢凉，身倦乏力，气短懒言，脉迟或缓而无力。这是久病导致脾阳亏损，或屡经吐下，中气大伤，脾阳逐渐衰败，内寒凝闭中焦，既不能运化水湿，又无以输布津液，以致舌苔白净，津少光亮，形似雪花。治疗时应温中健脾，甘温扶阳，药方宜用附子理中汤化裁。胃痛者可用干姜（或良姜）、荜茇煎水喝，具有温胃散寒作用。

诊断对照表

表现	病因
舌苔薄白,恶寒或恶风,头项强痛	风寒袭表
舌苔白滑,恶寒发热,无汗,头痛头重	寒湿袭表
舌苔洁白,光亮少津,散布舌上	脾阳虚衰

舌苔黄色：体内有湿热

舌苔呈黄色，称为舌苔黄或黄苔，在古籍中也称"黄胎""舌上黄"。早在《黄帝内经》中已有"舌上黄"的记载。临证诊察黄苔，应分清苔质的厚、薄、润、燥、腐、腻等情况。

临床诊治时除需分清苔质的情况外，还需辨别染苔和其他假象，如受饮食或季节气候、生活习惯的影响，素嗜饮酒的人苔多黄浊，夏季舌苔可见薄而淡黄，吸烟多的人黄垢中微有黑晕，均应与病理黄苔相区分。

胃热炽盛者表现为舌苔黄，身大热，但恶热不恶寒，汗大出，面赤心烦，渴饮不止，脉洪大。这种情况是伤于寒邪，化热入里，或温病邪热入于气分，致阳明胃热炽盛所致。治疗时应清热生津，药方宜用白虎汤。

胃肠实热者表现为舌苔深黄、厚而干燥，甚或老黄焦裂起芒刺，面赤身热，日晡潮热，口渴，汗出连绵，大便秘结，腹满疼痛，烦躁，谵语，甚则神志不清，脉沉有力或滑实。这是由于阳明在经之热邪未解，传入胃腑，与肠中燥屎相搏，结于胃肠，故见舌苔深黄、厚而干燥，甚或老黄焦裂起芒刺。治疗时应荡涤燥结，药方选承气汤类。

脾胃湿热壅滞者表现为舌苔黄而垢浊，舌质红，自觉身热心烦，口渴不欲饮，脘腹胀满，不思饮食，恶心呕吐，大便垢腻恶臭，脉滑数。这是感受湿邪，久郁入里化热；或素嗜辛热厚味之食，助湿积热；或胃中有宿食积滞，湿热秽浊之邪与胃中陈腐宿垢相结，上泛于舌所致。治疗时应清热化湿辟浊消积，药方选枳实导滞丸、泻心汤等。

诊断对照表

表现	病因
舌苔黄，身大热，汗大出，面赤心烦	胃热炽盛
舌苔深黄，厚而干燥	胃肠实热
舌苔黄而垢浊，舌质红，自觉身热心烦	脾胃湿热壅滞

舌苔腐烂：胃功能失调

舌苔腐烂又称腐苔，是指舌苔如豆腐渣，苔质疏松而厚，揩之即去，但旋即又生。舌苔腐烂与苔腻有别，苔腻的舌苔多在舌的中根部较厚，边尖部较薄，颗粒细小致密，紧贴舌面，不易刮脱。两者病因病机不同，所以临床应加以区别。

胃热痰浊上逆会令人舌苔腐烂，舌苔质地疏松，浮于舌面，形如豆腐渣而厚腐，伴见恶心、口苦，或咳吐黄痰，或脘闷纳差，脉弦滑而数。

宿食积滞会令人舌苔腐烂，舌苔质地疏松，浮于舌面，厚腐而臭，伴见干噫食臭，嗳腐吞酸，脘闷，腹中肠鸣，纳差便溏，脉细滑而数。

胃热痰浊上逆引起的舌苔腐烂与宿食积滞引起的舌苔腐烂，两者都是胃失和降，胃浊上泛所致。但前者以痰浊为主，后者以停食为主。两者的区别在于胃热痰浊上逆引起的舌苔腐烂，舌苔形如豆腐渣而厚腐，同时伴有恶心、泛吐黄痰、脘闷、口苦、口黏、纳呆等表现；宿食积滞引起的舌苔腐烂，厚腐而臭，伴有干噫食臭、嗳腐吞酸、腹胀肠鸣等表现。

舌苔腐烂多为脾胃热盛，蒸腾胃浊，邪气上升而成。因胃为水谷之海，以通降为顺，若胃失和降，胃中水谷不能化为精微，反生浊痰，或食停气滞，阳旺之躯，邪从热化而生腐苔，多属实证。个别患者，因气虚不能运化，可表现为虚中夹实。治疗时应降逆和胃，不可纯用温燥，只宜于和胃降逆之中，稍佐补气之品加以调理。

对于因胃热痰浊上逆而引起的舌苔腐烂，治疗时应佐以清热化痰辟浊，药方宜选温胆汤加味。

对于因宿食积滞而引起的舌苔腐烂，治疗时应佐以消食导滞，药方宜选枳实导滞丸等。切不可用温燥散表诸剂。

诊断对照表

表现	病因
舌苔质地疏松，浮于舌面，形如豆腐渣而厚腐	胃热痰浊上逆
舌苔质地疏松，浮于舌面，厚腐而臭	宿食积滞

舌苔白腻：体内湿盛

舌苔白腻，是指舌面罩着一层白色浊腻苔，苔质致密，颗粒细小，不易刮脱。正常人在饮用牛奶或豆浆后，出现舌苔白腻，属染苔，是正常现象。

《形色外诊简摩》中说："伏邪、时邪皆由里发，即多夹湿，故初起，舌上即有白苔，且厚而不薄，腻而不滑，或粗如积粉。"说明白腻苔在伏邪中常见到。白腻苔与白腐苔，虽然苔质皆较厚，但两者不同，腐苔颗粒粗大，刮之易去；腻苔颗粒细小，累附舌面，不易揩去，以此为辨。

外感寒湿会使人出现舌苔薄且白腻，恶寒发热，头痛头重如裹，身重疼痛，无汗，脉浮紧。这是由于汗出受寒，或涉水淋雨，或晓露夜行，受寒湿之邪，卫阳受遏，寒令色白，湿主腻苔，其寒湿在表，故舌苔呈薄白腻，舌质无变化。《通俗伤寒论·六经舌胎》："然必白浮滑薄，其胎刮去即还者，太阳经表受寒邪也。"治疗时宜温散寒湿，药方宜选羌活胜湿汤。

湿气内阻会使人出现舌苔白厚腻而干，或厚如积粉，舌质红，发热恶寒，身痛出汗，手足沉重，呕逆胀满，脉缓。这是感受湿热毒邪所致，或湿浊内蕴，复感外邪而致。湿热由表入里，蕴伏于膜原之间，阳气被郁，湿浊上泛，所以出现舌苔白腻。治疗时应化湿辟浊清热，宜选达原饮或雷氏宣透膜原法。

寒饮内停会使人出现舌苔白腻水滑，舌质青紫，面色白或晦暗，眩晕，神疲肢寒，呕恶清涎，脘腹胀满，得温则舒，口不渴，或渴不欲饮，小便少，脉沉迟。这种情况多由脾阳不振，水饮内停所致。对于寒饮内停引起的舌苔白腻，治疗时应温阳醒脾行水，药方宜选温脾汤。

诊断对照表

表现	病因
舌苔薄且白腻，恶寒发热，头痛头重	外感寒湿
舌苔白厚腻而干，舌质红，发热恶寒	湿气内阻
舌苔白腻水滑，舌质青紫，面色白或晦暗	寒饮内停

舌苔黄腻：湿热内阻

舌苔黄腻又称黄腻苔，是指舌面有一层黄色浊腻苔，苔中心稍厚，边缘较薄，归属腻苔。黄腻苔，在古代医籍中记载较少。《金匮要略》虽有"黄苔"，但未明言"黄腻"。后世温病学说兴起，医家对黄腻苔的认识才渐趋深刻。对此论述比较详细的，以《辨舌指南》为最。

黄腻苔由邪热与痰涎湿浊交结而形成。苔黄为热，苔腻为湿，为痰，为食滞。黄腻苔主湿热积滞、痰饮化热或食滞化热等。

痰热蕴肺会使人出现舌苔黄腻，咳嗽，喉中痰鸣，咳黄稠痰或痰中带血，胸膈满闷，甚者呼吸迫促，倚息不得卧，脉滑数，右寸实大。这是由外邪犯肺，郁而化热，热灼肺津，炼液成痰，痰与热搏，蕴于肺络或胸膈，上蒸于舌，而见黄腻苔；或素有痰浊，蕴而化热，亦可见黄腻苔。治疗时应清肺化痰，药方宜用清金化痰汤加减。

肝胆湿热会使人出现舌苔黄且黏腻，头重身困，胸胁满闷，腹胀，纳呆厌油，口苦，甚则面目及皮肤发黄，鲜如橘子色，溲赤便秘，脉滑数或濡数。这大多因嗜食肥甘醇酒，水谷不得消化，聚湿生热；或情志怫郁，木郁化火，而影响肝胆疏泄功能。治疗时应清热化湿泄浊，药方宜选茵陈五苓散加减。

大肠湿热会使人出现舌苔黄腻，腹痛下利，里急后重，大便脓血，肛门灼热，小便短赤，脉弦滑而数。此乃暴饮暴食，伤及脾胃，湿滞不运，蕴久化热；或夏秋之际，因过食生冷不洁之物，损伤脾胃，正气不支，又受暑湿之邪，内外相搏，湿热下注于大肠，大肠传导失司，秽浊之气熏蒸于上所致。治疗时应清热利湿，调畅气机，药方宜用白头翁汤、木香槟榔丸。

诊断对照表

表现	病因
舌苔黄腻，咳黄稠痰或痰中带血	痰热蕴肺
舌苔黄且黏腻，头重身困，口苦	肝胆湿热
舌苔黄腻，大便脓血，小便短赤	大肠湿热

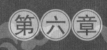

第六章

常见病症诊疗法

● 繁忙的工作和快节奏的生活，使现代人承受了很大的压力，也使很多人的身体出现了「亚健康」的状态。不规律的作息和较大的压力，影响了我们的身体健康。怎样才能让我们拥有健康的身体和充沛的精力，以最佳的状态面对工作和生活，是我们每个人都应当关心的问题。只有及时发现并解决身体问题，才能有效地减少和控制疾病的发生。

● 本章详细地讲解了不同种类的常见病症的面诊方法及其相对应的手疗法、穴位疗法，读者可以根据个体情况选择适合自己的诊治方法。

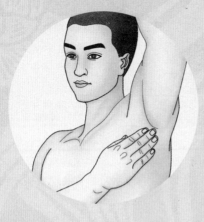

感冒

流行性感冒是由流感病毒引起的传染性强、传播速度快的急性呼吸道传染病。它主要通过空气中的飞沫、人与人之间的接触或人与被污染物品的接触等形式传播。

◆表现

病情较轻时患者表现为干咳、流鼻涕；病情较重时患者表现为呼吸困难、胸闷或咳嗽。舌苔薄黄，舌尖微红，是风热感冒的明显表现。

◆病因

流行性感冒是由流感病毒引起的急性呼吸道传染病。感染人的流感病毒分为甲、乙、丙三型，其中，甲型流感病毒常发生抗原变异，传染性大，传播迅速。感冒发生的主要原因是抗病能力减弱，再加上气候剧变，人体不能适应外界环境变化，邪气乘虚由皮毛、口鼻而入，导致感冒。

◆治疗方法

手疗法：根据手部相应穴位与反射区进行手部按摩。第一步，太渊穴按法 15 次；第二步，列缺穴掐法 15 次；第三步，肺穴摩法 20 次；第四步，胸腔呼吸器官区摩法 30 次。

穴位疗法：按摩飞扬穴，可有效缓解流鼻涕、鼻塞等症状。

药膳：香菜葱白汤，适用于风寒感冒；薄荷粥，适用于风热感冒。

防治小贴士

1.忌食过咸食物：食用过咸食物后易使致病部位黏膜收缩，加重鼻塞、咽喉不适等症状，而且过咸的食物容易生痰，刺激局部，引起咳嗽加剧。

2.忌食甜、油腻食物：甜味能助湿，而油腻食物不易消化，故感冒患者应忌食各类糖果、饮料、肥肉等。

3.忌食辛热食物：辛热食物易伤气灼津，助火生痰，使痰不易咳出，故风热感冒患者尤不宜食用。

望面诊病

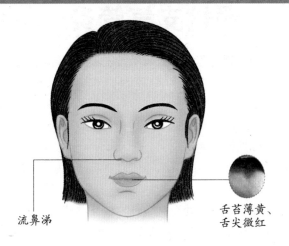

流鼻涕

舌苔薄黄、
舌尖微红

感冒的调理方法

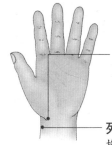

太渊
按法15次

列缺
掐法15次

肺穴
摩法20次

胸腔呼吸器官区
摩法30次

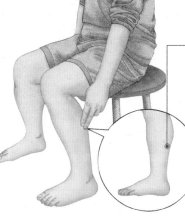

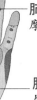

取穴技巧：

正坐垂足，稍稍将膝盖向内倾斜，一手食指、中指并拢，其他手指弯曲，以食指、中指指腹顺着跟腱外侧的骨头向上摸，外踝尖到腘窝横纹的中点往下一横指即飞扬穴。

飞扬穴具有清热安神、舒筋活络的功效。按摩此穴，可以辅助治疗流鼻涕、鼻塞。

慢性支气管炎

慢性支气管炎是由感染或理化因素等引起的气管、支气管黏膜及其周围组织的慢性炎症。人体免疫力低下及自主神经功能失调等对慢性支气管炎的发生及发展亦起到重要作用。

◆ 表现

面诊可见患者鼻尖、双颧处有红血丝，或耳部肺区有毛细血管扩张现象。慢性支气管炎患者可见虹膜的一部分及整个球结膜被脂肪覆盖，色黄。还有咳嗽、咳痰、喘息等临床表现。

◆ 病因

慢性支气管炎的病因尚不明了，近年来学界认为主要的影响因素如下。

1. 大气污染：如氯、氧化氮、二氧化硫等，对支气管黏膜有刺激作用。

2. 吸烟：为慢性支气管炎最主要的发病因素。

3. 感染：呼吸道感染是慢性支气管炎发病的另一个重要因素。

◆ 治疗方法

手疗法：第一步，劳宫穴按法20次；第二步，鱼际穴摩法15次；第三步，肺穴掐法15次；第四步，胸腔呼吸器官区摩法15次。

穴位疗法：按摩肩中俞穴，可解表宣肺。

药膳：南瓜红枣汤，对慢性支气管炎有很好的辅助治疗作用。

防治小贴士

此症的饮食原则是适时补充必要的蛋白质，如鸡蛋、瘦肉、牛奶、动物肝脏、鱼类、豆制品等。寒冷季节应补充一些热量高的肉类暖性食品以增强御寒能力，也应经常进食新鲜蔬菜瓜果，以确保机体对维生素C的摄入。

望面诊病

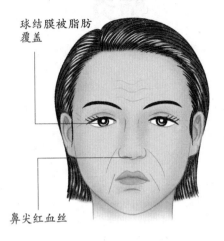

球结膜被脂肪覆盖

鼻尖红血丝

慢性支气管炎的调理方法

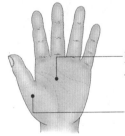

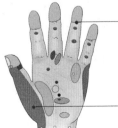

劳宫
按法20次

鱼际
摩法15次

肺穴
掐法15次

胸腔呼吸器官区
摩法15次

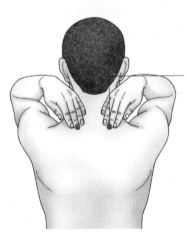

取穴技巧：
双手手心向颜面，沿脖颈处伸向背部，小指挨着颈项，则中指指腹所在的位置即肩中俞穴。

肩中俞穴，可解表宣肺，能够辅助治疗许多呼吸系统疾病，如支气管炎、哮喘、支气管扩张症等，对肩背酸痛也有很好的疗效。

肺炎

　　肺炎是由感染、理化因素、免疫损伤等引起的急性炎症。临床上以突发寒战、高热、胸痛、咳嗽为其特点。以 20 ～ 40 岁的青壮年和小儿患病较多见，冬春季发病率较高。

◆ 表现

　　患者体温通常在数小时内升高，在 39 ～ 40℃，患侧胸痛，可放射至肩部或腹部，咳嗽或深呼吸时加剧；痰少，可带血丝或呈铁锈色，偶有恶心、腹痛或腹泻，易被误诊为急腹症。面诊可见患者面色潮红（病久可见面色苍白或萎黄）、目赤、唇干，病重者可见鼻煽、口唇青紫。

◆ 病因

　　正常的呼吸道免疫防御机制（支气管内黏液 – 纤毛运载系统、肺泡巨噬细胞等细胞防御的完整性等）使下呼吸道免除于细菌等致病菌感染。如果病原体数量多、毒力强和（或）宿主呼吸道局部和全身免疫防御系统损害，即可发生肺炎。

◆ 治疗方法

　　手疗法：第一步，肺穴捻法 15 次；第二步，咳喘点掐法 20 次；第三步，少商穴揉法 15 次；第四步，阳溪穴揉法 15 次。

　　穴位疗法：按摩大包穴，能缓解全身疲乏、四肢无力。

　　药膳：梨皮杏仁饮，润肺、生津止咳，适用于肺炎咳嗽患者。

防治小贴士

　　肺炎患者应补充充足的营养，特别是热量和优质蛋白质，以弥补机体的消耗。酸碱失衡是肺炎患者的常见症状，应多吃新鲜蔬菜或水果，以补充矿物质，有助于纠正水、电解质紊乱。还可给予含铁丰富的食物，如动物内脏、蛋黄等；含铜丰富的食物，如动物肝脏、芝麻酱等。也可给予虾皮、奶制品等高钙食物。

望面诊病

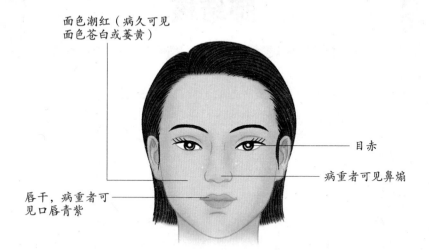

面色潮红（病久可见面色苍白或萎黄）

目赤

病重者可见鼻煽

唇干，病重者可见口唇青紫

肺炎的调理方法

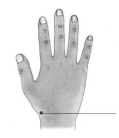

阳溪
揉法15次

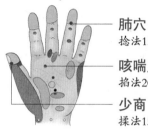

肺穴
捻法15次

咳喘点
掐法20次

少商
揉法15次

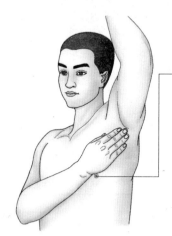

取穴技巧：

正坐或仰卧，右手五指并拢，指尖朝上，将中指指尖放于左腋窝下中线处，则手腕横线外缘所对的位置是大包穴。

大包穴，可缓解全身疲乏、四肢无力，对肺炎、气喘、胸膜炎、胸肋痛等，都有很好的保健调理作用。

肺结核

结核病是由结核分枝杆菌引起的一种慢性传染病。其主要由口、鼻经呼吸道侵入，故以肺部直接感染常见。正常人靠先天性免疫可在一定程度上抑制结核分枝杆菌繁殖。如果身体免疫力低下或侵入的细菌量多、毒性强，则可形成结核病灶，导致肺结核。

◆表现

患者表现为午后低热、乏力、体重减轻、盗汗等；可有干咳或只有少量黏液痰。继发感染时，患者痰呈脓性，伴有不同程度的咯血。面诊可见耳部肺区出现脱屑，或耳部结核点（脑干区与心区之间）出现点状充血或粟米粒大小的结节，提示肺结核。

◆病因

肺结核是由结核分枝杆菌引起的一种呼吸道传染病。多数患者是通过呼吸道感染的。结核分枝杆菌在阴暗、潮湿的环境中可以存活几个月。当正处于活动期的肺结核患者吐痰后，结核分枝杆菌就可随痰迹飞散到四周，健康人随时可被感染。

◆治疗方法

手疗法：第一步，咳喘点掐法20次；第二步，少商穴擦法15次；第三步，胸腔呼吸器官区摩法20次；第四步，心肺穴掐法20次。

穴位疗法：按摩身柱穴，对气喘、咳嗽、肺结核，或咳嗽伴有肩背疼痛之症，有一定效果。

药膳：白及豆腐汤，可收敛止血、消肿生肌，适用于咯血、长期咳嗽、肺痈等病症。

防治小贴士

患者会产生多疑、恐惧、悲观等心理状态，使病情加重，因此要做好患者的心理护理。

望面诊病

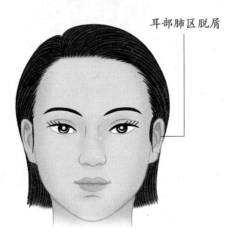

耳部肺区脱屑

肺结核的调理方法

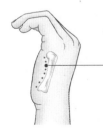

心肺穴
掐法20次

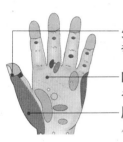

少商
擦法15次

咳喘点
掐法20次

胸腔呼吸器官区
摩法20次

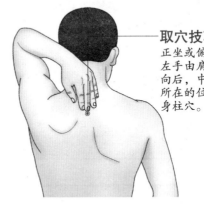

取穴技巧：
正坐或俯卧，伸左手由肩上尽力向后，中指指尖所在的位置即是身柱穴。

身柱穴，属肺，主气，对气喘、咳嗽、肺结核等有一定效果。长期按摩此穴，对脊背强痛、热病、脑卒中不语等病症有很好的调理保健功能。

慢性胃炎

慢性胃炎是指由多种病因引起的胃黏膜慢性炎症。长期慢性炎症可能引发萎缩性胃炎、肠上皮化生及异型增生等胃癌前状态和癌前病变。

◆表现

面诊可见患者双眼正下方有毛细血管向黑睛走行，舌面有数个红色斑块，耳部胃区可见点片状光泽红晕，这些都是提示胃炎的信号。

◆病因

导致慢性胃炎的常见因素有长期、大量地饮酒和吸烟，饮食无节律，食物过冷或过热、过粗糙或坚硬。喝浓茶、咖啡等易诱发或加重病情。饮食不卫生所导致的胃黏膜受到幽门螺杆菌感染引发的慢性胃炎不易痊愈。

◆治疗方法

手疗法：第一步，胃肠点点法 15 次；第二步，肝穴擦法 20 次；第三步，劳宫穴揉法 20 次；第四步，合谷穴按法 20 次。

穴位疗法：按摩足三里穴，能够调理脾胃气血。

药膳：山药南瓜粥，可健脾益胃，保护胃黏膜，适用于慢性胃炎、消化不良。

防治小贴士

1.宜节，饮食应有节律，切忌暴饮暴食及食无定时。

2.宜洁，注意饮食卫生，避免病原微生物对胃黏膜的侵害。

3.宜细，尽量进食较精细、易消化、富有营养的食物。

望面诊病

双眼正下方毛细血管向黑睛走行

耳部胃区有点片状光泽红晕

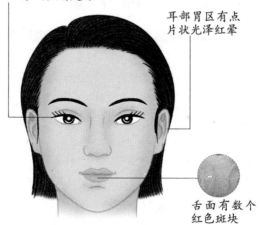

舌面有数个红色斑块

慢性胃炎的调理方法

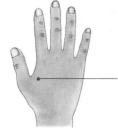

合谷
按法20次

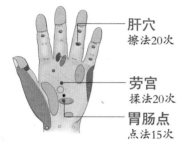

肝穴
擦法20次

劳宫
揉法20次

胃肠点
点法15次

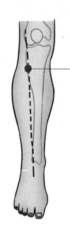

取穴技巧：
第1步，人坐在椅子上；第2步，与腿同侧的手张开，将该手食指第二指关节的桡侧缘对准同侧腿的犊鼻穴下缘，取小指第二指关节处，即足三里穴。

足三里穴，理脾胃，调气血，补虚弱，主治一切胃病，特别对急慢性胃炎、胃溃疡、消化不良、胃痉挛、食欲不振以及急慢性肠炎、便秘、四肢倦怠等病症有较好的疗效。

胃下垂

胃下垂是指胃体下降至生理最低线以下位置的病症，主要是长期饮食失节或劳倦过度，致中气下降、胃气升降失常所致，患者感到腹胀、恶心、嗳气、胃痛，偶有便秘、腹泻，或交替性腹泻和便秘。

◆表现

面诊可见患者鼻梁上出现椭圆形黄褐斑，常提示胃下垂。患者一般有上腹不适、饱胀、恶心、嗳气、厌食、便秘等，有时腹部有深部隐痛感。长期胃下垂者常有消瘦、乏力、直立性低血压性晕厥、低血压、心悸、失眠、头痛等病症。

◆病因

该病的发生多由于膈肌悬吊力不足，肝胃韧带、胃膈韧带功能减退而松弛，腹内压下降及腹肌松弛等因素，加上体形或体质等因素，使胃呈极低张的鱼钩状，即为胃下垂所见的无张力型胃。

◆治疗方法

手疗法：第一步，胃肠点点法20次；第二步，胃脾大肠区揉法20次；第三步，关冲穴按法20次；第四步，商阳穴按法20次。

穴位疗法：按摩公孙穴，可理脾胃，调冲脉。

药膳：枳术牛肚汤，可健脾和中，疏肝行气，适用于胃下垂。

防治小贴士

防治胃下垂的关键是增强体质，改善营养，加强对腹部肌肉的锻炼。胃下垂患者的体育锻炼方式应以气功和医疗体操为主。另外，散步、慢跑、保健按摩、打太极拳等亦可配合进行。练气功时可以躺在床上，以仰卧为主，动作要柔和、轻缓，肌肉放松，保持安静。

望面诊病

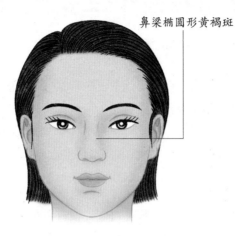

鼻梁椭圆形黄褐斑

胃下垂的调理方法

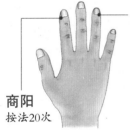

关冲
按法20次

商阳
按法20次

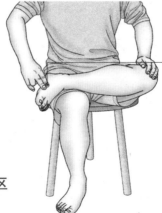

取穴技巧：
正坐，将左足跷起放在右腿上。将右手的食指与中指并拢，中指位于足内侧足大指的关节后，则食指所在位置就是公孙穴。对侧取穴方法同上。

公孙穴，可理脾胃，调冲脉，可辅助治疗腹痛、呕吐、腹泻、痛经、月经不调、颜面浮肿、食欲不振等。

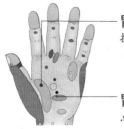

胃脾大肠区
揉法20次

胃肠点
点法20次

胃溃疡及十二指肠溃疡

胃溃疡及十二指肠溃疡是消化系统的常见病，一般认为是各种致病因素导致胃和十二指肠壁血管、肌肉发生痉挛，使胃肠壁细胞营养发生障碍和胃肠黏膜的抵抗力降低，致使胃肠黏膜受胃液消化而形成溃疡。

◆表现

面诊发现患者眼下部睑结膜、球结膜血管呈网状增生，提示可能有胃及十二指肠病变。耳部胃区的耳背对应处，有粟米粒大小的赘生物，提示胃溃疡。另溃疡出血可能会有柏油样大便和呕血。失血过多时，患者会出现面色苍白、口渴、脉搏细速等表现，血红蛋白、红细胞计数和红细胞比容均下降。

◆病因

溃疡大出血是溃疡侵蚀基底血管致其破裂的结果。大出血的溃疡一般位于胃小弯或十二指肠后壁。胃小弯溃疡出血常来自胃右、左动脉的分支，而十二指肠溃疡出血则多来自胰十二指肠上动脉或胃十二指肠动脉及其分支。

◆治疗方法

手疗法：第一步，胸腹区擦法20次；第二步，前头点掐法20次；第三步，胃肠点掐法20次。

穴位疗法：内关穴具有宁心安神、理解镇痛、和胃降逆的功效，搭配中脘穴、足三里穴可以起到调理胃病的作用。

药膳：白胡椒煲猪肚，可补虚，祛寒，暖胃，适用于虚寒型胃溃疡及十二指肠溃疡和其他胃病。

防治小贴士

1.忌冰冻和过热饮食。饮食宜温度适中，尤其饮茶、汤不宜过热。

2.饮食以清淡为主，味重会刺激胃酸分泌；少量的生姜和胡椒，可暖胃和增强胃黏膜的保护作用。

望面诊病

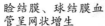

睑结膜、球结膜血管呈网状增生

耳部胃区的耳背对应处有赘生物

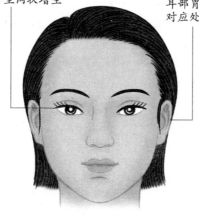

胃溃疡及十二指肠溃疡的调理方法

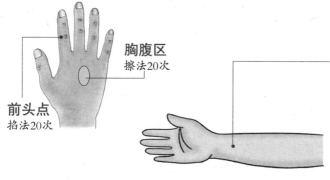

胸腹区
擦法20次

前头点
掐法20次

取穴技巧：
第1步，伸出左臂，掌心向上，微微抬起手腕后握拳；第2步，找到手臂内侧两条条索状筋（掌长肌腱与桡侧腕屈肌腱）；第3步，在靠近手腕侧横纹处以上2横指，于两筋凹陷处即内关穴。

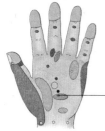

胃肠点
掐法20次

内关穴具有宁心安神、理解镇痛、和胃降逆的功效，搭配中脘穴、足三里穴可以起到调理胃病的作用。

肠炎

肠炎按病程长短不同分为急性和慢性两类。肠炎极为普遍，全世界每年有30亿～50亿人次发病，发病率和死亡率尤以发展中国家为高，特别是儿童。

◆表现

面诊见双鼻孔周围发红者，常提示正患有肠炎。鼻尖突然发青，多为腹痛发作。耳部大肠、小肠区有点片状充血，红润有光泽，常提示急性腹泻。恶心、呕吐、腹痛、腹泻是肠炎患者的主要表现。严重者有发热、脱水、酸中毒、休克等表现。

◆病因

细菌性肠炎的致病菌以痢疾杆菌最常见，其次为空肠弯曲菌和沙门菌。

◆治疗方法

手疗法：第一步，肝穴擦法20次；第二步，肾穴捻法15次；第三步，胃肠点捻法15次；第四步，关冲穴捻法15次。

穴位疗法：按摩大横穴，对大肠疾病有很好的调理功效。

药膳：荷叶茯苓粥，益气健脾，适用于脾虚型慢性肠炎。

防治小贴士

1.肠炎患者饮食以少油、少纤维素为主。在发病初期只能通过进食清淡流食来解饿。

2.排便次数减少后，患者可喝些肉汤、牛奶、豆浆、蛋花汤等流质饮食，病情进一步缓解以后可逐渐吃点清淡的半流质饮食。

3.患者腹泻如完全停止，就可增加蛋羹、鱼片、碎嫩瘦肉、菜泥等软食品，但是每餐食物的总量也不宜过多，以利消化。

望面诊病

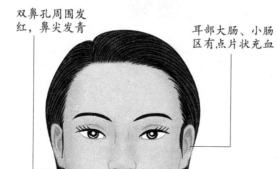

双鼻孔周围发红，鼻尖发青

耳部大肠、小肠区有点片状充血

肠炎的调理方法

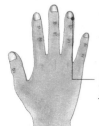

关冲
捻法15次

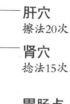

肝穴
擦法20次

肾穴
捻法15次

胃肠点
捻法15次

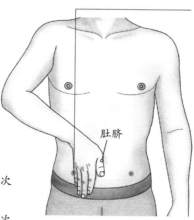

肚脐

取穴技巧：

正坐或仰卧，右手五指并拢，手指朝下，将拇指放于肚脐处，则小指边缘与肚脐所对的位置就是大横穴。再依此法找出左边穴位。

大横穴对大肠疾病，尤其对习惯性便秘、腹胀、腹泻、小腹寒痛、肠道寄生虫病等病症，有很好的调理功效，可辅助治疗各种急、慢性肠炎。

便秘

便秘从现代医学角度来看不是一种具体的疾病，而是多种疾病的一个症状。由于引起便秘的原因很多，也很复杂，因此，一旦发生便秘，尤其是比较严重的、持续时间较长的患者应及时到医院检查，这不仅能避免延误原发病的诊治，还能及时、正确、有效地解决便秘的痛苦。切忌滥用泻药。

◆ 表现

便秘患者的一般表现是大便次数减少，经常3～5日或6～7日，甚至更久，才能排便一次；或者虽然次数未减，但是粪质干燥坚硬，排出困难，并伴有腹中胀满、脘闷嗳气、食欲减退、睡眠不安、心烦易怒等症状。

面诊见目内眦有波纹状伸向角膜的深色血管，常提示便秘。

◆ 病因

便秘的病因有燥热内结，津液不足；情态失和，气机郁滞；劳倦内伤，身体衰弱，气血不足等。

◆ 治疗方法

手疗法：第一步，合谷穴揉法20次；第二步，劳宫穴揉法20次；第三步，二间穴揉法20次；第四步，肾穴揉法20次。

穴位疗法：按摩商曲穴，具有调理肠胃、消食化积的功效，对腹痛、泄泻、便秘、肠炎、腹中积聚等病症有一定疗效。

药膳：菠菜猪血汤，可调大肠，通大便，适用于便秘患者。

防治小贴士

蜂蜜——良好的通便剂：

蜂蜜60克，每日早、晚各服30克，以凉开水冲饮。本方适用于老年、孕妇便秘者及习惯性便秘者。

望面诊病

内眦有波纹状伸向
角膜的深色血管

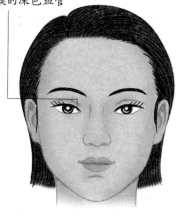

便秘的调理方法

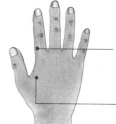

二间
揉法20次

合谷
揉法20次

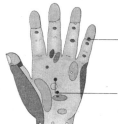

肾穴
揉法20次

劳宫
揉法20次

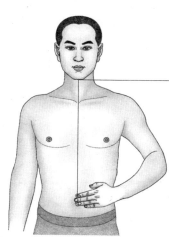

取穴技巧：
将食指、中指和
无名指并拢，掌
心朝内，置于腹
部，无名指位于
肚脐眼处，食指
所在的位置就是
商曲穴。

商曲穴具有调理肠胃、消食化积的
功效。按摩此处，对腹痛、泄泻、
便秘、肠炎、腹中积聚等病症有一
定疗效。

神经衰弱

神经衰弱是神经官能症中的一种，是一种以慢性疲劳、情绪不稳、自主神经功能紊乱、突出的兴奋和疲劳为临床特征，并伴有躯体症状和睡眠障碍的精神病理状态。在中医学中属"惊悸""不寐""喜忘"等病症范畴。

◆表现

神经衰弱患者的症状主要有心情烦躁、易怒、注意力不集中、记忆力减退、失眠多梦等，此病会影响患者正常的生活和工作。

面诊见舌尖周围呈锯齿状，常提示患者正患失眠或神经衰弱症；耳部心区出现圆形皱褶，提示患者神经衰弱。

◆病因

神经衰弱是由长期的思虑过度或精神负担过重，脑力劳动者劳逸结合不当，病后体弱等原因引起的。中医认为此病与情志内伤、劳神过度，或大病久病之后心肾亏虚、气血不足等有很大关系。

◆治疗方法

手疗法：第一步，神门穴按法5分钟；第二步，心穴点法30次；第三步，肾穴点法30次；第四步，大脑区掐法3分钟。

穴位疗法：按摩百会穴，有开窍宁神的功效，可治疗失眠、神经衰弱。

药膳：合欢花茶，解郁理气，养心健脾，适用于神经衰弱患者。

防治小贴士

神经衰弱的治疗原则是以心理治疗为主，药物治疗为辅，所以患者平时可根据以下措施进行自我调整。

1.提高心理素质，增强机体的自我防卫能力。

2.保持良好的情绪，培养广泛的兴趣。

3.养成良好的睡眠习惯。

望面诊病

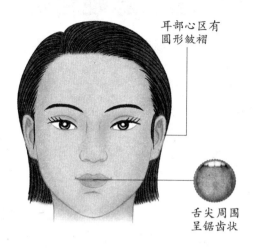

耳部心区有
圆形皱褶

舌尖周围
呈锯齿状

神经衰弱的调理方法

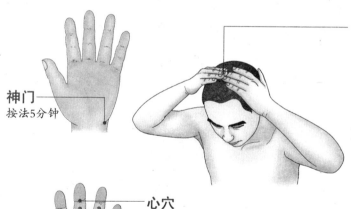

神门
按法5分钟

取穴技巧：

正坐，举双手，虎口张开，大拇指指尖碰触耳尖，掌心向头，四指朝上。双手中指在头顶正中相碰触，所在穴位就是百会穴。

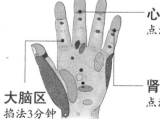

心穴
点法30次

肾穴
点法30次

大脑区
掐法3分钟

百会穴有开窍宁神的功效，可治疗失眠、神经衰弱；还有平肝息风的功效，可治疗头痛、眩晕、高血压、中风失语、鼻孔闭塞。

脑动脉硬化症

脑动脉硬化症是由于脂质等沉积于脑动脉内膜，以致脑动脉发生粥样硬化、小动脉硬化、微小动脉玻璃样变等脑动脉变性病变的疾病。由此导致慢性、进行性的脑缺血、缺氧，表现为脑功能障碍、精神障碍和局灶性脑损害等。

◆表现

脑动脉硬化症患者常表现为头晕、头痛、记忆力减退、肢体麻木等。

面诊见患者角膜老化，形成老年环，瞳孔变小、色灰，常提示脑动脉硬化；耳部心区有环状皱褶，或耳垂处见耳褶征，常提示脑动脉硬化。

◆病因

脑动脉硬化症的确切病因目前还不明了，但可以肯定的是，它与糖尿病、高脂血症和原发性高血压等病症有密切的关系。

◆治疗方法

手疗法：第一步，劳宫穴按法50次；第二步，心穴按法50次；第三步，合谷穴按法50次；第四步，肾穴按法50次。

穴位疗法：天柱穴是治疗头部疾病的特效穴，对头痛、颈项僵硬、肩背疼痛、血压升高、鼻塞等有较好的治疗功效。常按能增强记忆力。

药膳：首乌泽泻粥，疏通血管，适用于脑动脉硬化症患者。

防治小贴士

脑动脉硬化症患者饮食宜清淡，不食过咸食物和甜食，少食动物脂肪，保持低胆固醇的饮食结构；戒除不良嗜好；保持正常体重，坚持适当的体育锻炼。

望面诊病

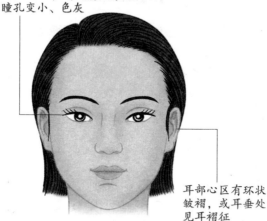

角膜老化，有老年环，瞳孔变小、色灰

耳部心区有环状皱褶，或耳垂处见耳褶征

脑动脉硬化症的调理方法

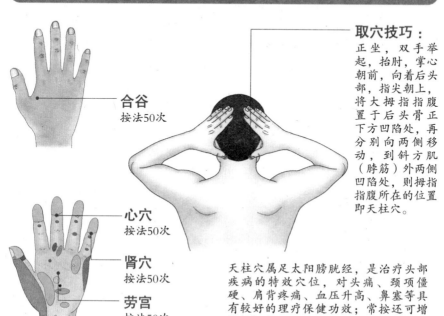

合谷
按法50次

心穴
按法50次

肾穴
按法50次

劳宫
按法50次

取穴技巧：
正坐，双手举起，抬肘，掌心朝前，向着后头部，指尖朝上，将大拇指指腹置于后头骨正下方凹陷处，再分别向两侧移动，到斜方肌（脖筋）外两侧凹陷处，则拇指指腹所在的位置即天柱穴。

天柱穴属足太阳膀胱经，是治疗头部疾病的特效穴位，对头痛、颈项僵硬、肩背疼痛、血压升高、鼻塞等具有较好的理疗保健功效；常按还可增强记忆力。

高血压

高血压是一种世界性的常见疾病，据世界卫生组织 2019 年估计，全球 30 ～ 79 岁人群中高血压的患病率为 33%。高血压可导致脑血管、心脏、肾脏的病变，是危害人类健康的主要疾病之一。

◆表现

患者若经常感到头痛，而且很剧烈，同时又出现恶心作呕，双耳耳鸣，持续时间较长，这可能是患恶性高血压的信号。

面诊见患者耳部心区呈圆点状白色改变，常提示原发性高血压；虹膜变形，边缘出现金银色半月环浸润，常提示高血压。

◆病因

高血压的病因尚未十分明确。一般认为高级神经中枢功能障碍、体液因素、内分泌因素以及肾脏疾患等均参与发病过程。现代医学研究表明，高血压的发生与高血压家族史、紧张、焦虑、缺少体力劳动、摄入盐分过多、肥胖、吸烟有关。

◆治疗方法

手疗法：第一步，血压反应区揉法 20 次；第二步，颈肩穴按法 20 次；第三步，心肺穴掐法 20 次；第四步，肝胆穴擦法 20 次。

穴位疗法：按摩阴陵泉穴能健脾利湿，通利三焦，有利于降低血压。

药膳：芹菜粥，适用于高血压患者。

防治小贴士

远离高血压的八字箴言：

低盐——盐，危害生命的"秘密杀手"。

减肥——体重每减少1千克，血压下降1毫米汞柱*。

减压——每一天都保持心情愉快。

限酒——酒精是血压升高的助推剂。

---

* 1毫米汞柱等于 0.133 千帕。

望面诊病

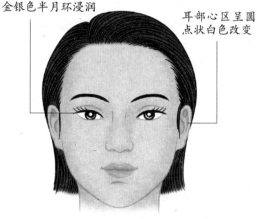

虹膜变形，边缘出现
金银色半月环浸润

耳部心区呈圆
点状白色改变

高血压的调理方法

颈肩穴
按法20次

心肺穴
掐法20次

肝胆穴
擦法20次

血压反应区
揉法20次

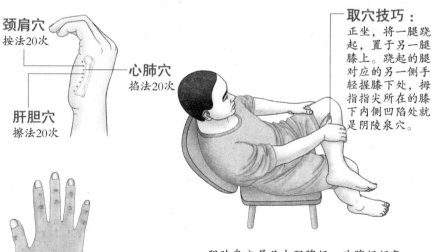

取穴技巧：

正坐，将一腿跷
起，置于另一腿
膝上。跷起的腿
对应的另一侧手
轻握膝下处，拇
指指尖所在的膝
下内侧凹陷处就
是阴陵泉穴。

阴陵泉穴属足太阴脾经，为脾经经气
聚集之穴，五行属水，与属水的肾和
膀胱关系密切，能健脾利湿，通利三
焦，因此对通利小便有特效，并有利
于降低血压。

低血压

低血压是指体循环动脉压力低于正常的状态。正常血压的变化范围很大，随着年龄、体质、环境因素的不同而有很大变化。低血压的诊断目前尚无统一标准，一般认为成年人肱动脉血压低于 90/60 毫米汞柱即为低血压。

◆ **表现**

低血压常于晨起出现，患者站立时头晕眼花、腿软乏力、心悸、眩晕或昏厥，昏厥时伴有面色苍白、出汗、恶心、心率改变等。

面诊见患者双目靠鼻梁侧白睛有一条波浪状毛细血管走向黑睛，常提示低血压。

◆ **病因**

低血压的起病形式分为急性和慢性。急性低血压是指血压由正常或较高的水平突然明显下降；慢性低血压是指血压持续低于正常范围，多数患者与自身体质、年龄或遗传等因素有关。

◆ **治疗方法**

手疗法：第一步，中渚穴揉法 20 次；第二步，阳池穴揉法 20 次；第三步，神门穴揉法 20 次；第四步，升压点掐法 15 次。

穴位疗法：按摩百会穴可以开窍醒脑，缓解头晕、头痛、眩晕、眼花等症，对低血压引起的头痛、头晕、失眠等症有辅助调理功效。

药膳：红枣桂圆粥，有益气养血，提升血压的功效。

防治小贴士

1.常以适当温水淋浴以促进血液循环。

2.加强营养，多食易消化蛋白食物，如鸡蛋、鱼、牛奶等。

3.早上起床时，应缓慢改变体位，避免血压突然下降。

望面诊病

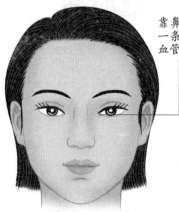

靠鼻梁侧白睛有一条波浪状毛细血管走向黑睛

低血压的调理方法

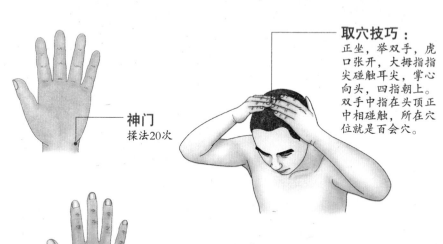

取穴技巧：

正坐，举双手，虎口张开，大拇指指尖碰触耳尖，掌心向头，四指朝上。双手中指在头顶正中相碰触，所在穴位就是百会穴。

神门
揉法20次

中渚
揉法20次

阳池
揉法20次

升压点
掐法15次

按摩百会穴可以开窍醒脑，缓解头晕、头痛、眩晕、眼花等症，对低血压引起的头痛、头晕、失眠等症有辅助调理功效。

冠心病

冠心病是冠状动脉粥样硬化性心脏病的简称，是指冠状动脉粥样硬化导致心肌缺血缺氧或坏死而引起的心脏病，为冠状动脉硬化导致器官病变的最常见类型。

◆表现

冠心病一般有五种类型。心绞痛型患者表现为胸骨后的压榨感、闷胀感，伴随明显的焦虑；心肌梗死型患者梗死发生前一周常有前驱症状，如静息或轻微体力活动时发作的心绞痛，伴有明显的不适和疲惫感；还有无症状性冠心病型、缺血性心肌病型和猝死型。

面诊见患者耳垂部耳褶心征明显，常提示心肌梗死；外眦角呈钩状增生，常提示心脑血管疾病。

◆病因

冠心病的病因尚未明确，主要危险因素有年龄、性别、血脂异常、高血压等。

◆治疗方法

手疗法：第一步，心悸点掐法15次；第二步，劳宫穴揉法20次；第三步，心穴点法15次；第四步，急救点掐法20次。

穴位疗法：按摩极泉穴，可辅助治疗各种心系病证，以及心胁痛。

药膳：清炒洋葱，可滋肝益肾，利湿消毒，适用于冠心病患者。

防治小贴士

冠心病患者牢记16字秘诀：

1.心平气和。冠心病患者最忌脾气急躁，要经常提醒自己遇事心平气和。

2.宽以待人。宽恕别人不仅能给自己带来平静和安宁，也益于疾病的康复。

3.心胸开阔。冠心病患者对金钱、地位以及对自己的疾病都要坦然、淡化。

4.坚持锻炼。通过练气功、打太极拳等活动，增强自身免疫能力。

望面诊病

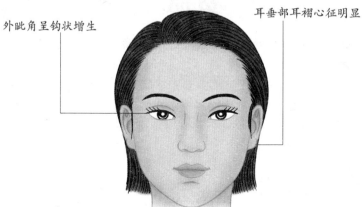

外眦角呈钩状增生

耳垂部耳褶心征明显

冠心病的调理方法

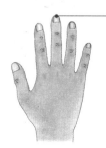

急救点
掐法20次

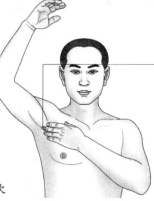

取穴技巧：

正坐，手平伸，举掌向上，屈肘，掌心向头，以另一只手中指按腋窝，正中陷凹处就是极泉穴。

心穴
点法15次

心悸点
掐法15次

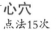

劳宫
揉法20次

极泉穴可辅助治疗各种心系病证，以及心胁痛。长期按摩此穴，对臂肘寒冷、肩关节炎、肋间神经痛、心肌炎、心绞痛等有很好的调理保健效用。

贫血

贫血指循环血液单位容积内血红蛋白浓度、红细胞计数和红细胞比容低于同年龄、同性别、同种族、同海拔人群正常值下限的临床综合征。国内海平面地区诊断贫血的血红蛋白标准为：成人男性低于 120 克 / 升，成年女性低于 110 克 / 升，孕妇低于 100 克 / 升。

◆表现

临床常见患者皮肤苍白和面色无光，出现呼吸急促、心跳加快、食欲不振、腹泻、闭经、性欲减退等表现。

面诊见患者目外眦线状充血，睑结膜色泽无华，常提示贫血。

◆病因

1. 失血性贫血。失血常见的原因主要有创伤引起的外出血，内脏破裂引起的内出血，血管肉瘤引起的体腔内出血或外出血等。

2. 溶血性贫血。红细胞内结构异常或缺陷所致的溶血性贫血可由红细胞膜异常等引起；红细胞外环境异常所致的溶血性贫血可由蛇毒、毒蕈中毒等引起。

3. 再生障碍性贫血。再生障碍性贫血分为两种，一种是红细胞再生不良，另一种是红细胞再生不能。

◆治疗方法

手疗法：第一步，神门穴擦法 15 次；第二步，脾胃穴擦法 15 次；第三步，肾穴擦法 15 次。

穴位疗法：按摩血海穴，有助于化血为气，运化脾血。

药膳：参须蒸乌鸡，益气养血，暖胃温阳，适用于贫血患者。

防治小贴士

饮食营养搭配要合理，食物必须多样化，不应偏食，否则可能会因某种营养素的缺乏而引起贫血。饮食应有规律、有节制，严禁暴饮暴食。应适当多食含铁丰富的食物，如猪肝、猪血、瘦肉等。忌食辛辣、生冷及不易消化的食物。

望面诊病

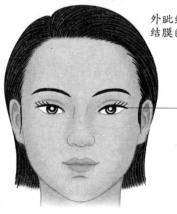

外眦线状充血，睑结膜色泽无华

贫血的调理方法

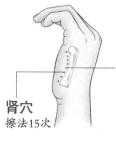

脾胃穴
擦法15次

肾穴
擦法15次

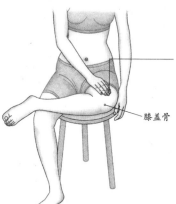

取穴技巧：

正坐，跷左足置于右腿膝上，将右手拇指以外的四指并拢，小指尖置于膝盖骨内侧的上角，则食指指腹所在位置即血海穴。

膝盖骨

血海穴是调理血症的要穴，具有活血化瘀、补血养血的作用，可以调和气血，疏风散湿，改善皮肤干燥，让肌肤红润有光泽。

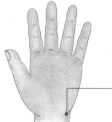

神门
擦法15次

癫痫

癫痫是多种原因导致的脑神经元高度同步化异常放电的临床综合征。临床表现为短暂的感觉障碍、肢体抽搐、意识丧失、行为障碍或自主神经功能异常。

◆表现

患者全身强直－阵挛发作（大发作）时，突然意识丧失，继之先强直后阵挛，可伴有尖叫、面色青紫、尿失禁、舌咬伤、口吐白沫等表现；失神发作（小发作）时，突发性精神活动中断，意识丧失，可伴肌阵挛。

◆病因

1.遗传因素。在一些有癫痫病史或有先天性中枢神经系统或心脏畸形疾病的患者家族中容易出现癫痫。

2.脑损害与脑损伤。患者在胚胎发育中受到病毒感染、放射线照射或其他原因引起的胚胎发育不良可以引起癫痫。

◆治疗方法

手疗法：第一步，心穴摩法20次；第二步，关冲穴揉法20次；第三步，中冲穴揉法20次；第四步，阳谷穴揉法20次。

穴位疗法：按摩申脉穴，可活血通络，宁神止痛。

药膳：天麻陈皮粥，可平肝息风，化痰祛湿，对风痰闭阻型癫痫患者有一定保健作用。

防治小贴士

1.在某些罕见的病例中，缺乏维生素B_6和维生素D会促使癫痫发作。患者应常吃肉类、全谷类、豆类和一些动物制品，尤其是乳酪和添加营养素的牛奶。

2.某些矿物质对部分患者有帮助，镁（存在于全麦面粉、小米、鱼、坚果和豆类中）、锌（存在于肉、家畜内脏、麦芽、牡蛎和小扁豆中）和钙（主要存在于牛奶和乳制品中）可多补充。

望面诊病

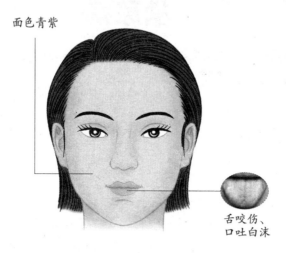

面色青紫

舌咬伤、
口吐白沫

癫痫的调理方法

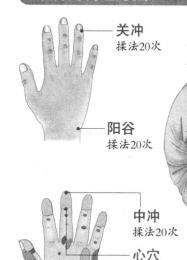

关冲
揉法20次

阳谷
揉法20次

中冲
揉法20次

心穴
摩法20次

取穴技巧：

坐在平面上，将要按摩的脚稍向斜后方移至身体侧边，脚跟抬起。用同侧手，四指在下，掌心朝上扶住脚跟底部。大拇指弯曲，指腹置于外脚踝直下方凹陷中，则大拇指所在的位置就是申脉穴。

申脉穴属足太阳膀胱经。按摩此处，具有活血通络、宁神止痛的功效，是治疗头痛、眩晕、癫痫、腰腿酸痛、目赤肿痛、失眠等病症的特效穴位。

糖尿病

糖尿病是一种常见的内分泌代谢病，其基本病理改变为绝对性或相对性胰岛素不足所引起的代谢紊乱，其特征为慢性高血糖伴碳水化合物、脂肪、蛋白质的代谢障碍。

◆表现

患者临床以高血糖为主要标志，常见表现有多饮、多尿、多食以及消瘦等。面诊见患者满口牙齿松动时，应积极预防糖尿病的发生；耳部内分泌区、胰胆区见红色斑点或片状色斑，常提示糖尿病。

◆病因

1. 自身免疫系统缺陷。糖尿病患者血液中的异常自身抗体可以损伤人体分泌胰岛素的胰岛 β 细胞，使之不能正常分泌胰岛素。

2. 遗传因素。目前研究提示遗传缺陷是糖尿病的发病因素，这种遗传缺陷表现在人类白细胞抗原（HLA）抗原基因 DQ 位点、*PAX4* 基因等。

3. 病毒感染可能是诱因。

◆治疗方法

手疗法：第一步，大陵穴揉法 20 次；第二步，腕骨穴揉法 20 次；第三步，胃肠点摩法 20 次；第四步，肾穴揉法 20 次。

穴位疗法：按摩阳池穴，对糖尿病有很好的辅助治疗效果。

药膳：黄豆排骨汤，可健脾补虚，润燥消水，适用于糖尿病患者。

> **防治小贴士**
>
> 1. 少吃点：合理控制饮食，按量吃，有意识地多吃粗粮。
> 2. 勤动点：每天坚持运动，做到有氧代谢。

望面诊病

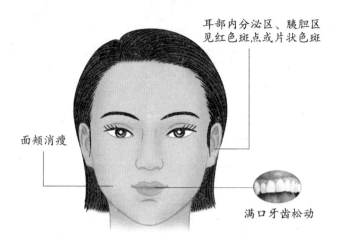

耳部内分泌区、胰胆区
见红色斑点或片状色斑

面颊消瘦

满口牙齿松动

糖尿病的调理方法

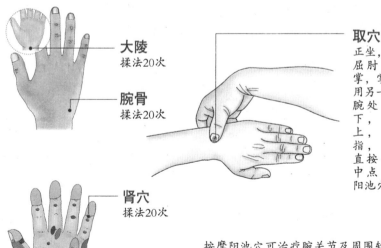

大陵
揉法20次

腕骨
揉法20次

肾穴
揉法20次

胃肠点
摩法20次

取穴技巧：

正坐，手平伸，屈肘向内，翻掌，掌心向下，用另一手轻握手腕处，四指在下，大拇指在上，弯曲大拇指，以指尖垂直按手腕横纹中点穴位就是阳池穴。

按摩阳池穴可治疗腕关节及周围软组织风湿，以及腕痛无力、肩臂痛不得举等症状，对糖尿病等有很好的调理保健功效。

甲亢

甲状腺功能亢进症简称甲亢，是由多种原因引起的甲状腺激素分泌过多所致的一组内分泌病症。临床上弥漫性甲状腺肿伴甲亢和结节性甲状腺肿伴甲亢占甲亢患者的绝大多数。

◆表现

甲亢患者表现为疲乏无力、畏热、多汗、低热（危象时可有高热）等高代谢综合征，神经和血管兴奋性增强，伴有性情急躁、爱发怒、失眠等症状，以及不同程度的甲状腺肿大和眼突、手颤、体重减轻、内分泌功能紊乱、颈部血管杂音、消瘦等特征，严重的可出现甲状腺危象，甚至危及生命。

◆病因

甲亢的发生与自身免疫、遗传和环境等因素有密切关系。

◆治疗方法

手疗法：第一步，劳宫穴按法20次；第二步，心悸点按法20次；第三步，多汗点按法20次；第四步，肾穴按法20次。

穴位疗法：按摩人迎穴，可辅助治疗甲亢。

药膳：高粱甘蔗粥，适用于甲亢患者。

防治小贴士

在甲亢患者的调养过程中，饮食尤其重要。患者在服药期间的饮食应注意：

1.忌辛辣食物，如辣椒、生葱、生蒜等。

2.忌海味，如海带、海虾、带鱼等。

望面诊病

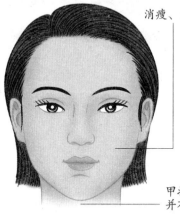

消瘦、多汗

甲状腺肿大，
并有颈部血管杂音

甲亢的调理方法

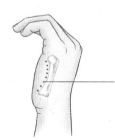

肾穴
按法20次

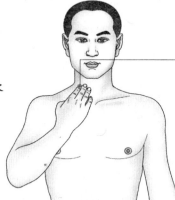

取穴技巧：
正坐或仰靠，拇指
与小指弯曲，中间
三指伸直并拢，将
无名指置于喉结
旁，食指指腹所在
的位置即人迎穴。
按摩时注意力度适
中，谨慎操作。

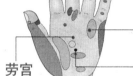

心悸点
按法20次

劳宫
按法20次

多汗点
按法20次

人迎穴属足阳明胃经，按摩可辅助治疗
慢性咽炎、咽喉肿痛、气喘、瘰疬、瘿
气、高血压等病症。

尿路感染

尿路感染通常是指泌尿系统受各种病原体直接侵犯而引起的炎症性病变。此病以受大肠埃希菌侵犯而感染最为常见，其次为克雷伯菌、变形杆菌等。

◆表现

1.急性肾盂肾炎患者起病急骤，表现为寒战、畏寒、发热、全身不适、头痛、乏力、食欲减退、恶心、呕吐、腰痛及肾区不适等。

2.慢性肾盂肾炎患者在发作时的表现可与急性肾盂肾炎一样，但通常要轻得多，甚至无发热、全身不适、头痛等表现。

3.膀胱、尿道炎患者常表现为尿频、尿急、尿痛、膀胱区疼痛。

◆病因

尿路感染是由各种病原体直接侵袭所引起的。

◆治疗方法

手疗法：第一步，肾穴按法 20 次；第二步，命门穴按法 20 次；第三步，生殖区按法 20 次；第四步，太渊穴按法 20 次。

穴位疗法：按摩关元穴，对腹泻、腹痛、痢疾、小便不利、尿闭、尿路感染、尿路结石、肾炎等病症，有较好的调理保健效能。

药膳：患慢性肾盂肾炎者，宜食用豆制品、黑枣、南瓜等食物。豆浆桑叶汤，亦适用于此病。

防治小贴士

1.重视身心调节。要多参加一些体育活动，如快步走、慢跑等，以增强体质，改善机体的防御功能，从而减少细菌侵入机体的机会。

2.保持尿道口清洁。女性要做到每日用温开水清洗外阴部。男性包皮过长也容易引起尿路感染，必须每日清洗，保持干净。

望面诊病

发热、头痛、乏力

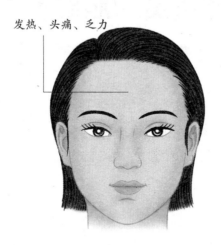

尿路感染的调理方法

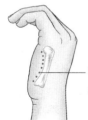

肾穴
按法20次

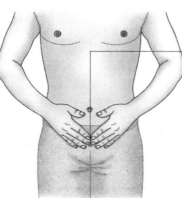

取穴技巧：
肚脐正下方四横
指的位置就是关
元穴。

命门
按法20次

生殖区
按法20次

太渊
按法20次

关元穴具有培肾固本、调气回阳之效能，
经常按摩此穴，对腹泻、腹痛、痢疾、小
便不利、尿闭、尿路感染、尿路结石、肾
炎等病症，都有较好的调理保健效能。

胆囊炎、胆结石

急性胆囊炎是由胆道梗阻、胆汁淤积等引起的胆囊急性炎症；慢性胆囊炎指急性胆囊炎反复多次发作或长期存在胆结石导致的胆囊慢性炎症，时隐时现，病程可长达数年。胆结石是胆管内形成的凝结物，是临床常见的消化系统疾病之一，临床表现主要包括发作性腹痛、急性炎症。

◆表现

急性胆囊炎患者主要表现为右上腹突然疼痛、发热、发冷、恶心、呕吐等。胆结石反复发作患者可出现多种肝功能异常，间歇性碱性磷酸酶上升。面诊可见患者面色萎黄或青黄，可能出现巩膜黄染、口唇发青或目框周围晦暗。

◆病因

胆囊炎大多是由胆结石引起的，或创伤、化学刺激所致。

胆结石形成的原因有：胆汁中的胆固醇或钙过于饱和；溶质从溶液中成核并呈固体结晶状沉淀，结晶体聚集融合形成结石。

◆治疗方法

手疗法：第一步，关冲穴揉法20次；第二步，大陵穴揉法20次；第三步，腕骨穴揉法20次；第四步，肾穴点法20次；第五步，神门穴点法20次。

穴位疗法：按摩期门穴，能治疗肋间神经痛、胆囊炎等。

药膳：鲤鱼赤豆陈皮汤，适用于非急性期胆囊炎、胆结石患者。

防治小贴士

1.定时进餐，饮食规律，特别是要按时吃早饭。

2.饮食结构不要太单一，要荤素搭配，粗、细粮混吃。食用适量膳食纤维，刺激肠蠕动，可预防胆囊炎发作。多吃新鲜的蔬菜和水果，补充维生素。

3.积极参加体育活动，可在一定程度上防止胆汁淤积而形成结石。

望面诊病

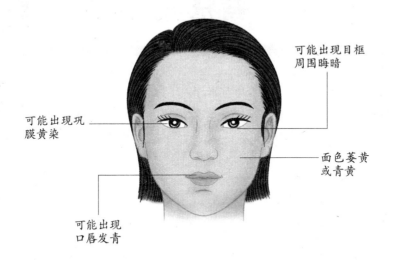

可能出现目框周围晦暗

可能出现巩膜黄染

面色姜黄或青黄

可能出现口唇发青

胆囊炎、胆结石的调理方法

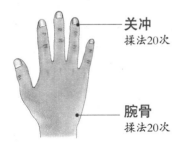

关冲
揉法20次

腕骨
揉法20次

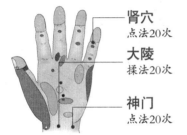

肾穴
点法20次

大陵
揉法20次

神门
点法20次

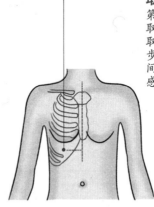

取穴技巧：
第1步，人正坐或取仰卧位（女性取仰卧位）；第2步，乳头直下2肋间，按压时有酸胀感处即期门穴。

期门穴有疏肝、利气、化积通瘀之效能，可治疗肋间神经痛、肝炎、肝肿大、胆囊炎、胸肋胀满。

痔疮

痔疮是直肠末端黏膜下和肛管皮肤下的直肠静脉丛发生扩张、曲张所形成的静脉团，成年人多见。针对痔疮发生的部位不同，可分为内痔、外痔和混合痔。这三种痔除了发生的部位不同外，其原因和治法均相同。

◆表现

面诊见患者上口唇内系带上有小肉结赘生物，常提示痔疮；白睛外下方有向上走行的毛细血管，常提示内痔。

◆病因

1. 解剖学原因：人在站立位或坐位时，肛门直肠位于下部，由于重力和脏器的压迫，静脉向上回流颇受阻碍。直肠静脉及其分支缺乏静脉瓣，血液不易回流，容易淤滞。

2. 职业关系：人久站或久坐，或长期负重远行，影响静脉回流，使盆腔内血流缓慢或腹内脏器充血，引起痔静脉过度充盈，导致血管容易淤血扩张。

3. 局部刺激和饮食不节：肛门部受冷、受热，或便秘、腹泻、过量饮酒和多吃辛辣食物，都可刺激肛门和直肠，使直肠静脉丛充血，影响静脉血液回流，以致静脉壁抵抗力下降。

◆治疗方法

手疗法：第一步，会阴点揉法20次；第二步，大肠穴揉法20次；第三步，胃脾大肠区揉法20次。

> **防治小贴士**
>
> 经常锻炼，有益于血液循环，促进胃肠蠕动。多饮水，多食水果、蔬菜，养成定时排便的习惯有助于防治痔疮。

穴位疗法：长强穴有通任督、调肠腑的效能，是通大便、疗便秘、止腹泻的特效穴位。按摩长强穴可治疗肠炎、腹泻、痔疮、便血、脱肛。

药膳：日常饮食中要多吃水果和蔬菜，少吃刺激性食物。无花果炖猪瘦肉，健胃利肠，适用于痔疮、慢性肠炎患者。

望面诊病

白睛外下方有向上走
行的毛细血管

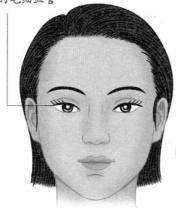

上口唇内系带上
有小肉结赘生物

痔疮的调理方法

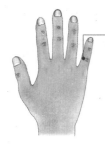

会阴点
揉法20次

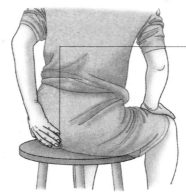

取穴技巧：

正坐，上身前
俯，伸左手至臀
后，中指所在位
置（尾骨端与肛
门连线的中点）
就是长强穴。

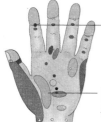

大肠穴
揉法20次

胃脾大肠区
揉法20次

长强穴有促进直肠收缩作用，可通大
便、疗便秘、止腹泻；又可通任督，调
肠腑，治疗肠炎、腹泻、痔疮、便血、
脱肛。

腰痛

腰痛是患者自觉腰部一侧或两侧疼痛，或疼痛连及背脊，或疼痛引至少腹，或痛感连及股胯，或牵引腿部疼痛的一种病症。

◆表现

老年人因关节老化引起的腰痛多表现为下背部疼痛和僵硬，一般在夜间或晨起时加重，稍稍活动后减轻，但活动过多或劳累后症状也可能加重，天气寒冷或潮湿时疼痛也常加重。青年人发生腰扭伤后引起的腰痛剧烈，患者往往不敢咳嗽及深呼吸，重者不敢站立，多伴有压痛点。软组织损伤引起的腰痛患者多表现为隐痛、胀痛、酸痛。

面诊见患者眉毛内生有黑痣，提示其易患腰痛；耳部腰骶椎区有隆起变形，呈结节状改变，常提示腰椎退行性病变。

◆病因

腰椎间盘突出、腰肌劳损、腰椎增生、腰椎管狭窄、生殖系统疾病等多种原因均可能引起腰痛。罹患风湿、类风湿性关节炎等的妇女，多因在月经期、分娩和产后受风、湿、寒的侵袭而诱发腰痛。此外，妇女孕期及产褥期劳累也可能引发腰痛。

◆治疗方法

手疗法：第一步，腰脊点点法20次；第二步，腰腿痛点点法20次；第三步，坐骨神经点点法20次；第四步，太渊穴摩法20次。

穴位疗法：按摩委中穴，对腰背、腿部各种病症有特效。

药膳：独活黑豆汤，适用于腰痛患者。

防治小贴士

孕妇为了预防腰痛，应做到以下几点：

1.用腹带或孕妇专用腰带来支撑腰部。

2.避免迅速起立。站起来时，要用手扶着桌子或椅子。

望面诊病

眉间有黑痣

耳部腰骶椎区有隆起变形，呈结节状改变

腰痛的调理方法

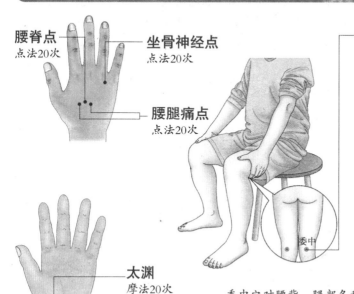

腰脊点
点法20次

坐骨神经点
点法20次

腰腿痛点
点法20次

太渊
摩法20次

取穴技巧：
端坐垂足，双手轻握大腿两侧，大拇指在上，其余四指在下，食指放于膝盖内侧、腿弯中央，食指所在的位置即委中穴。

委中

委中穴对腰背、腿部各种病症，如腰腿无力、腰痛、腰连背痛、腰痛不能转侧等有特效。

颈椎病

颈椎病是一种以退行性病变、骨质增生等为基础的疾病，分为颈型、神经根型、脊髓型、椎动脉型、交感神经型和其他型。

◆表现

患者主要表现为头、颈、肩、背、手臂酸痛，脖项僵硬、活动受限，肩背部沉重，上肢无力，手指发麻，手握物无力，可有眩晕或心悸。

面诊见患者耳部颈椎区出现稍隆起结节，常提示颈椎病；眼睛上部有深色弯曲的血管，常提示颈项痛。

◆病因

颈椎病通常是神经根或椎动脉等受到刺激或压迫而引发的疾病。从中医上讲，颈椎病属于颈部"伤筋"，主要由积劳成伤，气血阻滞，伤损肝肾，使经脉失养、筋骨失利而导致。长期低头工作、姿势不当或者急速冲撞所造成的颈部急慢性损伤、颈椎退行性变、颈部外伤和慢性酸痛等，是引起颈椎病的主要因素。

◆治疗方法

手疗法：第一步，颈项点掐法20次；第二步，肩点掐法20次；第三步，头穴揉法20次；第四步，颈肩穴揉法20次。

穴位疗法：按摩列缺穴，可辅助治疗头部、颈项的各种疾病。

药膳：补肾猪髓汤，补肾壮骨、益精填髓，适用于颈椎病患者。

防治小贴士

1.建议大家每天坚持做头部的前倾、后仰、左右旋转动作1~2次，每次坚持10分钟。

2.为保持良好的睡眠姿势，枕头的高度应以10厘米左右为宜，最好采用质地柔软而有支撑力的元宝形枕头，以维持颈椎棘突向前的生理弧度。

望面诊病

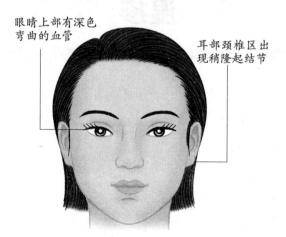

眼睛上部有深色弯曲的血管

耳部颈椎区出现稍隆起结节

颈椎病的调理方法

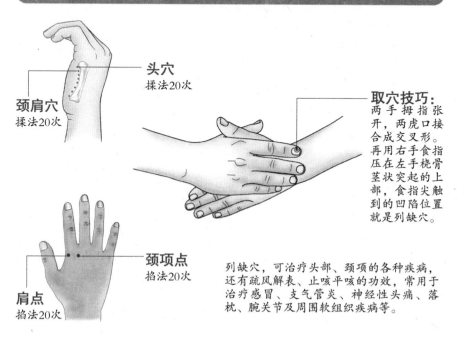

头穴
揉法20次

颈肩穴
揉法20次

取穴技巧：
两手拇指张开，两虎口接合成交叉形。再用右手食指压在左手桡骨茎状突起的上部，食指尖触到的凹陷位置就是列缺穴。

肩点
掐法20次

颈项点
掐法20次

列缺穴，可治疗头部、颈项的各种疾病，还有疏风解表、止咳平咳的功效，常用于治疗感冒、支气管炎、神经性头痛、落枕、腕关节及周围软组织疾病等。

湿疹

湿疹是常见的一种急性或慢性炎性皮肤病，主要表现为剧烈瘙痒，多形性皮损、对称分布，有渗出倾向，易反复发作等，任何年龄、任何部位都可能发生。

◆表现

患者表现为阵发性瘙痒，洗澡、饮酒、被窝过暖及精神紧张等因素会使瘙痒更严重，有时影响睡眠。急性湿疹患者的皮损呈多形性，有复发和发展成慢性的倾向。慢性湿疹患者的皮损常为局限性，边缘较清楚，皮肤有显著浸润和增厚。若患者脸颊、耳前处皮肤有渗液皮损并发痒，为颜面湿疹。

◆病因

湿疹的病因尚不十分清楚，一般认为与过敏或神经功能障碍等多种内外因素有关。外因主要包括染料、药物、油漆、肥皂、洗衣粉、化妆品等各种化学物质的刺激，日光、紫外线、寒冷、炎热、干燥、潮湿等环境因素，以及动物皮毛、羽绒、玻璃丝等物质的物理刺激亦可引起湿疹。

内因如胃肠功能紊乱、肠寄生虫病、慢性酒精中毒、新陈代谢障碍、内分泌功能失调等慢性病症或者精神紧张、失眠、疲劳等情绪因素都可引起湿疹。

◆治疗方法

手疗法：第一步，合谷穴按法20次；第二步，二间穴按法20次；第三步，肝胆穴按法20次；第四步，心肺穴按法20次。

穴位疗法：按摩大椎穴，有解表通阳、调节免疫之功效，对湿疹

防治小贴士

多饮水，多食蔬菜、水果，少食辛辣、油腻、煎炸之品，戒烟酒；调整生活作息规律，保证睡眠时间，不宜过多熬夜；衣被不宜用丝、毛及化纤等制品，且勤洗衣被，加强卫生。

有一定的治疗作用。

药膳：绿豆百合薏苡仁汤，可清热解毒，健脾利湿，适用于湿疹患者。

望面诊病

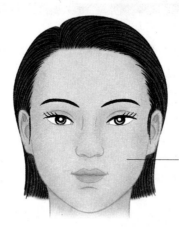

脸颊、耳前处皮
肤有渗液皮损

湿疹的调理方法

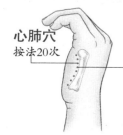

心肺穴
按法20次

肝胆穴
按法20次

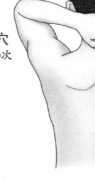

取穴技巧：

正坐或俯卧，
伸左手由肩上反
握对侧颈部，虎
口向下，四指
扶右侧颈部，
指尖向前，大
拇指指腹所在
的位置就是大
椎穴。

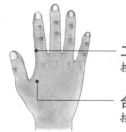

二间
按法20次

合谷
按法20次

大椎穴，有解表通阳、调节免疫之功
效，对退烧有特效，可治疗感冒、肩
背痛、头痛、咳嗽、气喘、中暑、支
气管炎、湿疹、血液病、荨麻疹等。

荨麻疹

荨麻疹俗称"风疹块"，是一种常见的过敏性疾病，临床上分为皮肤划痕症、寒冷性荨麻疹、日光性荨麻疹等。

◆表现

患者主要表现为皮肤突然出现成块或成团的风团，异常瘙痒，如发于咽喉，可致呼吸困难；发于肠胃，可致恶心、呕吐、腹痛等症。面诊见患者耳部三角区靠外处常有皮屑，常提示慢性皮肤病，多为荨麻疹。

◆病因

现代医学认为进食虾、蛋、奶，吸入花粉、灰尘，被蚊虫叮咬，受到寒冷刺激，药物过敏以及感染等都可导致荨麻疹的发生。对一些人来说，鱼、虾、蟹、蛋类等动物性蛋白或草莓、蕈类、葱、蒜等植物等都会引起荨麻疹；青霉素、磺胺类、血清疫苗等药物或制剂，有时会通过免疫机制导致荨麻疹；病毒（如上呼吸道感染病毒、肝炎病毒）、细菌（如金黄色葡萄球菌）、真菌和寄生虫（如蛔虫）等感染也会引起荨麻疹。

◆治疗方法

手疗法：第一步，胃脾大肠区摩法20次；第二步，肺穴揉法20次；第三步，后溪穴揉法20次；第四步，合谷穴揉法20次。

穴位疗法：按摩风门穴对荨麻疹有很好的保健调理作用。

药膳：茯苓木瓜汤，适用于荨麻疹患者。

防治小贴士

1.得了荨麻疹后，不要搔抓感染部位，也不要热敷。

2.多吃新鲜蔬菜、水果和碱性饮料，如多吃葡萄、多喝绿茶等。

3.出游时可通过戴口罩来避免因感染或粉尘刺激引发的荨麻疹。

望面诊病

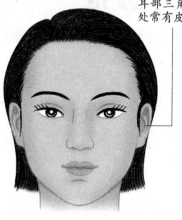

耳部三角区靠外
处常有皮屑

荨麻疹的调理方法

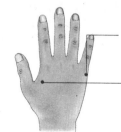

后溪
揉法20次

合谷
揉法20次

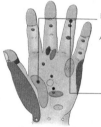

胃脾大肠区
摩法20次

肺穴
揉法20次

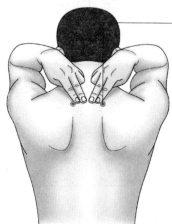

取穴技巧：

正坐，头微向前俯，双手举起，掌心向后，并拢食中两指，其他手指弯曲，越过肩伸向背部，将中指指腹置于大椎下第二个凹陷处（第二胸椎与第三胸椎间）的中心，则食指指尖靠拇指方向的边缘所在的位置即风门穴。

风门穴，按摩此穴可预防感冒，并对头颈痛、胸背痛、荨麻疹、呕逆上气等病症，有很好的保健调理作用。

痤疮

痤疮俗称"青春痘"，是一种毛囊皮脂腺的慢性炎症，好发于颜面、胸背，表现为粉刺、丘疹、脓疱、结节、囊肿等皮损，多见于 15～30 岁的青少年。

◆表现

患者初起皮损多为位于毛囊口的粉刺，分白头粉刺和黑头粉刺两种，在发展过程中可产生红色丘疹、脓疱、结节、脓肿、囊肿及瘢痕。皮损好发于颜面部，尤其是前额、颊部、颏部。

◆病因

本病常由肺经风热阻于肌肤所致；或因过度吃肥甘、油腻、辛辣之品，湿热内生，熏蒸于面而成；或因青春之体血气方刚，阳热上升，与风寒相搏，郁阻肌肤所致。

◆治疗方法

手疗法：第一步，少商穴擦法20 次；第二步，合谷穴擦法 20 次；第三步，商阳穴擦法 20 次；第四步，胃肠点推法 20 次。

穴位疗法：三阴交穴，配合针灸对治疗痤疮有较好的作用。

药膳：海带二豆汤，可清热凉血，解毒散结，适用于痤疮患者。

防治小贴士

1.不要熬夜，要保证睡眠充足。生活起居不规律或熬夜易使痤疮恶化，应尽量保持心情愉快，避免焦虑、烦躁。

2.避免各种机械性刺激，少用热水、碱性大的肥皂洗浴。情况比较严重时，依照医师指示使用医院清洁皮肤的药水清洗患部，此外，应减少皮肤刺激。

望面诊病

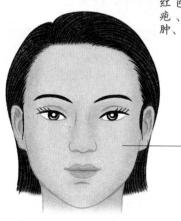

红色丘疹、脓疮、结节、脓肿、囊肿及瘢痕

痤疮的调理方法

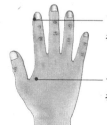

商阳
擦法20次

合谷
擦法20次

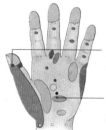

少商
擦法20次

胃肠点
推法20次

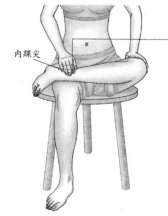

内踝尖

取穴技巧:

正坐,抬腿置另一腿上,以另一侧手除拇指外的四指并拢伸直,并将小指置于内踝尖处,则食指所在的胫骨内侧缘凹陷处即三阴交穴。

三阴交穴属足太阴脾经,有健脾益气、活血调经等功效,特别对妇科疾病疗效卓著;配合针灸对治疗痤疮有较好的作用。

银屑病

银屑病俗称"牛皮癣"，是一种以皮肤出现红斑及伴有银白色脱屑为主要表现的皮肤病。这种疾病很常见且易于复发，目前没有可以根治此病的方法。按照临床表现，此病可以分为寻常型、红皮病型等，其中以寻常型最为常见。

◆表现

寻常型银屑病：皮疹一般发生在患者头皮、躯干、四肢伸侧，皮肤上出现的红色丘疹，逐渐扩大融合成斑片或斑块，表面有较厚的不规则形状的银白色鳞屑，轻轻刮掉皮屑可看到薄薄的一层红膜，刮除红膜即可看到小小的出血点，医学上称为"点状出血"。

◆病因

1. 有银屑病家族史的人患银屑病的概率更大。
2. 有急性扁桃体炎、中耳炎、感冒等感染史的人也较容易得银屑病。
3. 精神紧张、焦虑、抑郁、恐慌、受到惊吓等情绪因素都可能会诱发银屑病。

◆治疗方法

手疗法：第一步，阳池穴按法 20 次；第二步，后溪穴按法 20 次；第三步，少商穴揉法 20 次；第四步，肝穴摩法 20 次。

穴位疗法：涌泉穴，具有滋阴益肾、平肝息风、引火归元的功效，与太溪、三阴交、殷门、肾俞、命门诸穴配伍，可有效治疗银屑病。

药膳：土茯苓大枣汤，适用于银屑病患者。

防治小贴士

局部感染是诱发银屑病的重要因素，尤其是扁桃体炎与银屑病发生有密切关系。因此，对于局部感染要积极治疗。

望面诊病

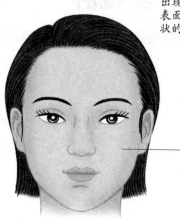

出现红色丘疹，表面有不规则形状的银白色鳞屑

银屑病的调理方法

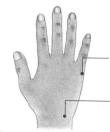

后溪
按法20次

阳池
按法20次

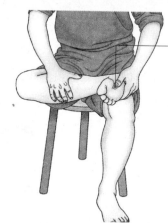

取穴技巧：

正坐，跷一足于另一腿膝上，足掌朝上，用另一手轻握，四指置于足背，弯曲大拇指按压凹陷处就是涌泉穴。

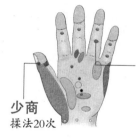

肝穴
摩法20次

少商
揉法20次

涌泉穴有滋阴益肾、平肝息风、引火归元之效，与太溪、三阴交、殷门、肾俞、命门诸穴配伍，可有效治疗银屑病。

麦粒肿

麦粒肿在医学中称为"睑腺炎"，俗称"针眼"，是眼睑腺体的一种急性化脓性炎症。因眼睑内应脾胃，而脾胃属土，故本病在中医学中有"土疳""土疡"之称。本病在《黄帝内经》中被称为"目眦疡"。隋代巢元方在《诸病源候论》中称之为"偷针"，指出本病是因"热气客在眦间，热搏于津液"所成。

◆表现

疾病初起时患者通常表现为眼睑红肿、疼痛、刺痒，触之有硬结及压痛，不久硬结变软，三至五日成脓，溃破后疼痛减轻，红肿消退。如果细菌的毒性强烈，则会引起患者全身反应，出现发热、恶寒，也可扩散到其他腺体形成脓点。

◆病因

本病是由外来风热之邪客于眼睑，阻滞经络，局部气血瘀滞所致；或过食辛辣炙热之物，以致热毒蓄积上冲，发为本病；或因脾虚气弱，风热余毒蕴结，留滞眼睑，余邪未尽，以致麦粒肿反复发作，久治不愈。

◆治疗方法

手疗法：第一步，商阳穴点法50次；第二步，二间穴按法50次；第三步，合谷穴掐法50次。

穴位疗法：按摩天井穴可清热凉血，为治疗麦粒肿的特效穴位。

药膳：栀子粳米粥，适用于热毒炽盛引起的麦粒肿患者。

防治小贴士

切忌用手挤压麦粒肿，因为眼睑血管丰富，眼静脉与眼眶内静脉相通，又与颅内的海绵窦相通，而眼静脉没有静脉瓣，血液可向各方向回流，挤压会使炎症扩散，引起严重并发症，如眼眶蜂窝织炎、海绵窦栓塞甚至败血症，从而危及生命。

望面诊病

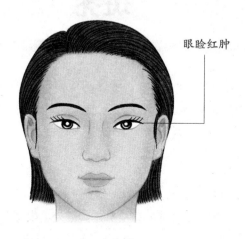

眼睑红肿

麦粒肿的调理方法

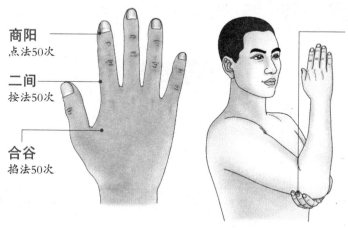

商阳
点法50次

二间
按法50次

合谷
掐法50次

取穴技巧：
正坐，手平伸，屈肘，前臂垂直地面，掌心向内。用另一手轻握住肘，四指在下，大拇指在上，用中指(或食指)指尖顺着肘尖向大臂摸，肘尖后凹陷处的穴位就是天井穴。

天井穴可清热凉血，通络止痛，行气散结，为治疗麦粒肿、淋巴结核的特效穴位，对白内障也有一定疗效。此外，此穴还可治疗偏头痛、颈项肩臂痛、扁桃体炎、荨麻疹等病症。

斑秃

斑秃，又称"油风"，俗称"鬼剃头"，是一种局限性斑片状脱发。头发呈圆形或椭圆形脱落，范围大小不等，脱发部位界限清楚、皮肤光滑、不痛不痒。在中医学中属"油风"等病症范畴。

◆表现

本病患者常发病突然，经过徐缓，患处无炎症，亦无任何自觉症状。病情严重者，头发全部脱落，甚至身体其他处毛发亦全部脱落。

◆病因

斑秃的病因目前尚未完全明了，可能是由神经精神因素引起毛发生长受到暂时性抑制所致，也可能与内分泌功能障碍、遗传因素、外伤、中毒、感染、血管功能紊乱，或其他内脏病症有关。

◆治疗方法

手疗法：第一步，胃脾大肠区推揉8分钟；第二步，劳宫穴按法8分钟；第三步，头穴点法8分钟；第四步，脾胃穴点法8分钟。

穴位疗法：太溪穴，属足少阴肾经，按摩该穴对肾虚引起的斑秃有很好的保健调理作用。

药膳：患者可常食黑豆、桑葚、山药、黑芝麻、枸杞、何首乌、大枣、桂圆等有助于生发的食物。枸杞芝麻饮，适用于斑秃患者。

防治小贴士

1.生活作息应有规律，尽量保持情绪的稳定，忌焦躁、忧虑；同时应保证充足的睡眠，忌疲劳过度。

2.斑秃患者头皮最忌强碱性洗发水，因为洗发水中的强碱性物质对毛囊有极大的损害，会加速毛囊的萎缩。

3.斑秃后宜尽早治疗，错失治疗的时机，不仅会增加治愈的难度，还会增加再次发作的概率。

望面诊病

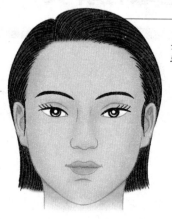

头发呈圆形
或椭圆形脱落

斑秃的调理方法

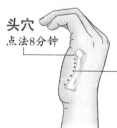

头穴
点法8分钟

脾胃穴
点法8分钟

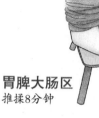

胃脾大肠区
推揉8分钟

劳宫
按法8分钟

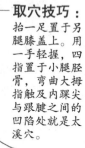

取穴技巧：
抬一足置于另
腿膝盖上。用
一手轻握，四
指置于小腿胫
骨，弯曲大拇
指触及内踝尖
与跟腱之间的
凹陷处就是太
溪穴。

太溪穴，属足少阴肾经，有滋阴补
肾、清热降火之功效，对肾阴不足引
起的咽喉肿痛、耳鸣、失眠、脱发等
都有很好的保健调理作用。

过敏性鼻炎

过敏性鼻炎又称变应性鼻炎，是一些特殊体质的人接触某些物质后所发生的异常反应，中医学称"鼻鼽"。过敏性鼻炎可发生于任何年龄，不分性别，但青年人多见，呈季节性发作或常年性发作，或在气候突变和有异气、异物刺激时发作。

◆表现

患者表现为鼻痒，鼻涕多（多为清涕，感染时为脓涕），鼻腔不通气，打喷嚏。有的患者可能也会有眼睛发红、发痒及流泪，耳闷，黑眼圈，嗅觉下降或者消失等表现。

◆病因

季节性过敏性鼻炎常由植物花粉作为季节性变应原引起，如树木、野草、农作物，在花粉播散季节，大量花粉随风飘游，被人吸入呼吸道引发本病，故又称"花粉症"。常年性过敏性鼻炎则由与人起居密切相关的常年性变应原引起，如居室内尘土、尘螨、真菌、动物皮屑、羽毛、棉絮等。

◆治疗方法

手疗法：第一步，二间穴揉法20次；第二步，少商穴揉法20次；第三步，头穴揉法20次；第四步，颈肩穴揉法20次。

穴位疗法：按压迎香穴。迎香穴主治鼻病，对过敏性鼻炎有很好的调理保健功效。

药膳：辛夷苍耳蒸鸡蛋，益脾

防治小贴士

1.过敏性鼻炎患者禁食以下食物：过冷食物，会降低免疫力，并造成呼吸道过敏；刺激性食物，如辣椒、芥末等，容易刺激呼吸道黏膜；特殊处理或加工精制的食物；人工色素，特别是食用色素黄色5号（柠檬黄）。另外，不能食用柚子、柑橘之类的水果。

2.患者可视情况多吃以下食物：多吃富含维生素C及维生素A的食物，如菠菜、生姜、蒜、韭菜、猕猴桃、梨等。

补虚，祛风通窍，适用于过敏性鼻炎患者。

望面诊病

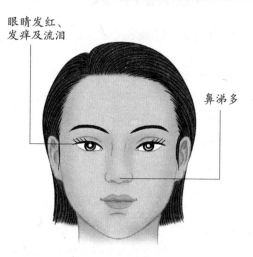

眼睛发红、发痒及流泪

鼻涕多

过敏性鼻炎的调理方法

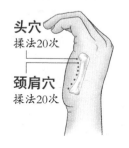

头穴
揉法20次

颈肩穴
揉法20次

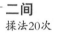

二间
揉法20次

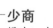

少商
揉法20次

鼻翼

取穴技巧：
正坐，双手轻握拳，食指、中指并拢，中指指腹贴鼻翼两侧，食指指尖所在的位置即迎香穴。

迎香穴主治鼻病，除鼻腔闭塞、嗅能减退、鼻疮、鼻内有息肉等，对颜面神经麻痹、颜面组织炎、唇肿痛、颜面痒肿等病症，也有很好的调理保健功效。

扁桃体炎

扁桃体炎，中医称为"乳蛾""喉蛾"，是腭扁桃体的一种非特异性炎症，常伴有一定程度的咽黏膜及咽淋巴组织的炎症，分为急性扁桃体炎与慢性扁桃体炎。根据临床表现不同，急性扁桃体炎可分为急性卡他性扁桃体炎、急性隐窝性扁桃体炎及急性滤泡性扁桃体炎三种。本病常发生于儿童及青少年。

◆表现

患者起病急，表现为恶寒、高热，体温可在 39 ~ 40℃，尤其是幼儿，可因高热而抽搐、呕吐或昏睡，伴食欲不振、便秘及全身酸痛等；咽痛明显，吞咽时尤甚，剧烈者疼痛可放射至耳部，幼儿常因不能吞咽而哭闹不安。儿童扁桃体肿大影响呼吸时会妨碍其睡眠，夜间常惊醒不安。面诊见患者耳垂短时间内发红，常提示扁桃体炎。

◆病因

现代医学认为，急性扁桃体炎多是乙型溶血性链球菌、金黄色葡萄球菌感染而致。有时患猩红热、白喉、麻疹、流行性感冒等急性传染病之后，由于细菌、病毒感染，也会引起本病。

◆治疗方法

手疗法：第一步，少商穴按法 20 次；第二步，商阳穴按法 20 次；第三步，鱼际穴按法 20 次；第四步，肺穴按法 20 次。

穴位疗法：按摩孔最穴可辅助治疗扁桃体炎。

药膳：乌梅青果汤，可清热利咽，适用于扁桃体炎患者。

防治小贴士

1.注意饮食：多食含维生素和纤维素高的水果、蔬菜。

2.劳逸结合：坚持锻炼身体，戒除烟酒，提高抵抗力，不宜过度劳累。

望面诊病

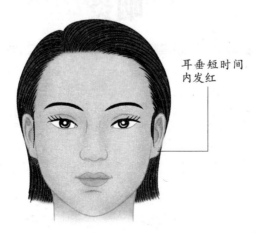

耳垂短时间内发红

扁桃体炎的调理方法

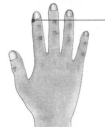

商阳
按法20次

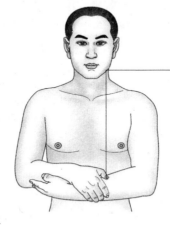

取穴技巧：
手臂向前，仰掌向上，以另一只手握住手臂中段处。用拇指指甲垂直下压处即孔最穴。左右各有一穴。

孔最穴宣肺平喘，疏经通络，可辅助治疗支气管炎、支气管哮喘、肺结核、肺炎、扁桃体炎、肋间神经痛等；用电针刺激治疗哮喘。

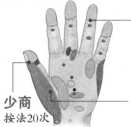

肺穴
按法20次

少商
按法20次

鱼际
按法20次

咽炎

咽炎属上呼吸道疾病，指咽黏膜、黏膜下组织和淋巴组织的炎性病变。根据发病时间和症状的不同，可分为急性咽炎和慢性咽炎。

◆表现

患者主要表现为咽痛、咽痒、吞咽困难、发热、声音嘶哑。轻者声音低、毛糙；重者则失音。成年人以咽部症状为主，病初咽部干痒、灼热、渐有疼痛，吞咽时加重，唾液增多，咽侧受累则有明显的耳痛。体弱成人或小儿则全身症状显著，有发热、怕冷、头痛、食欲不振、四肢酸痛等表现。面诊可见患者唇干、唇色红、面色微红或萎黄。

◆病因

1.急性咽炎：多为病毒或细菌引起，也可由物理和化学因素、环境因素或免疫因素所致。秋、冬季及冬、春季之交最为多见。

2.慢性咽炎：常由急性咽炎治疗不彻底而反复发作，转为慢性咽炎；也可由其他局部性因素或全身性因素引发慢性咽炎。

◆治疗方法

手疗法：第一步，少商穴推法20次；第二步，胸腔呼吸器官区摩法15次；第三步，商阳穴推法20次；第四步，咽喉点点法20次。

穴位疗法：按摩经渠穴，对咳嗽、咽炎等具有很好的疗效。

药膳：雪梨罗汉果汤，养阴润肺，适用于急、慢性咽炎患者。

防治小贴士

防治咽喉炎的方法：

1.注意劳逸结合，避免受凉，急性期应卧床休息。

2.平时适量饮淡盐开水，吃易消化的食物，保持大便通畅。

3.避免烟、酒及辛辣、过冷、过烫等刺激性食物。

4.注意口腔卫生，养成饭后漱口的习惯，使病菌不易生长。

望面诊病

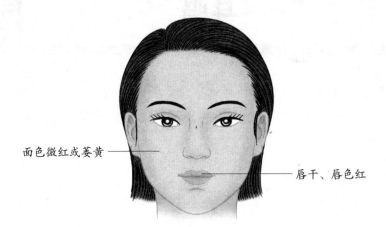

面色微红或萎黄

唇干、唇色红

咽炎的调理方法

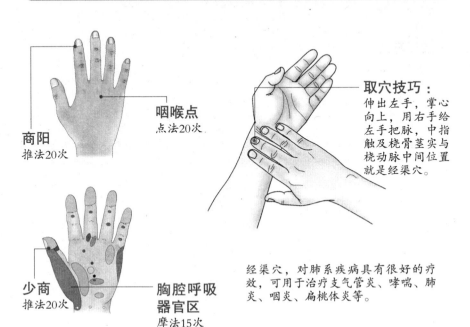

商阳
推法20次

咽喉点
点法20次

少商
推法20次

胸腔呼吸
器官区
摩法15次

取穴技巧：
伸出左手，掌心
向上，用右手给
左手把脉，中指
触及桡骨茎实与
桡动脉中间位置
就是经渠穴。

经渠穴，对肺系疾病具有很好的疗
效，可用于治疗支气管炎、哮喘、肺
炎、咽炎、扁桃体炎等。

耳鸣

耳鸣，是无外界声音刺激下自觉耳内有响声的症状。一般为低音调，如刮风、火车或机器运转的轰鸣声；也可能是高音调，如蝉鸣、吹哨或汽笛声等。耳鸣持续发展，可影响患者听觉，导致耳聋。

◆表现

面诊见患者耳前发红，且耳朵薄，则提示可能存在耳鸣。

◆病因

耳鸣可分为他觉性和主观性两类。血管性、肌源性、气流性等因素可引起他觉性耳鸣；由耳部疾病、全身性疾病、心理因素等可引起主观性耳鸣。

◆治疗方法

手疗法：第一步，肾穴掐法5分钟；第二步，关冲穴掐法5分钟；第三步，合谷穴掐法5分钟。

穴位疗法：液门穴具有清火散热、通络止痛的功效，按摩此穴对耳聋、耳鸣、手指肿痛、手臂痛等病症，有很好的调理保健效能。

药膳：菖蒲薄荷饮，适用于风热侵袭引起耳鸣的患者。

防治小贴士

经常出现耳鸣现象的人要注意日常家庭护理，避免接触强烈的噪声，不要长时间、大音量使用耳机。

望面诊病

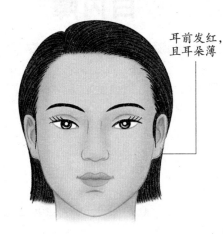

耳前发红，
且耳朵薄

耳鸣的调理方法

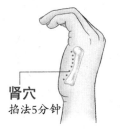

肾穴
掐法5分钟

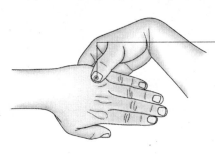

取穴技巧：

正坐，伸手屈肘向
自己胸前，掌心向
下，用另一手轻扶
小指侧掌心处，弯
曲大拇指，用指尖
或指甲尖垂直掐按
到的第四、五指间
的指蹼缘上方赤白
肉际凹陷处的穴位
就是液门穴。

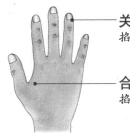

关冲
掐法5分钟

合谷
掐法5分钟

液门穴具有清火散热、通络止痛的
功效，对头痛、目眩、咽喉肿痛、
眼睛赤涩等病症有特效。长期按摩
此穴，对耳聋、耳鸣、手指肿痛、
手臂痛等病症，有很好的调理保健
效能。

白内障

白内障是由于新陈代谢等原因发生晶状体全部或部分混浊，而引起视力障碍的眼病。

◆表现

1.先天性白内障：常见于婴幼儿，生下来即有。晶状体可能不是全部混浊，也不会继续发展，对视力的影响取决于混浊的部位和程度。

2.外伤性白内障：由于晶状体囊膜穿破或爆裂而引起，前者是穿孔性外伤，后者是钝挫伤性外伤。

3.年龄相关性白内障：患者常常是两眼进行性的视力减退。本型多发于年龄在50岁以上的人群，检查时可见瞳孔内有灰白色混浊，没有其他异常。

4.其他：如代谢性白内障、药物性白内障等，均是由不同原因引起的晶状体混浊。

◆病因

先天性白内障多是由于染色体变异、胎内感染等引起的；车祸、钝器伤害、尖锐物品的刺伤或穿透性眼内药物等会引起外伤性白内障；并发性白内障多是因为青光眼、视网膜色素病变等引起；糖尿病、甲状腺疾病等会引起代谢性白内障；长期使用类固醇等药物可能引起药物性白内障。

◆治疗方法

手疗法：第一步，合谷穴揉法20次；第二步，养老穴揉法20次；第三步，关冲穴揉法20次；第四步，眼点穴揉法20次。

穴位疗法：角孙穴具有疏风清热、消肿止痛、醒脑明目之功效，对白内障、目生翳膜、牙龈肿痛等病症有很好的疗效。

防治小贴士

1.避免过于强烈的紫外线照射。

2.限制热量摄入，过度肥胖者的白内障发生率高于正常体重者。

药膳：红薯粥，有健脾益胃、益气通便、明目亮眼的功效。

望面诊病

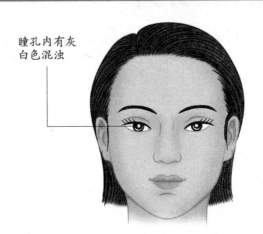

瞳孔内有灰白色混浊

白内障的调理方法

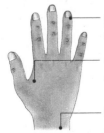

关冲
揉法20次

合谷
揉法20次

养老
揉法20次

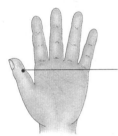

眼点
揉法20次

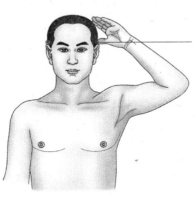

取穴技巧：
正坐，用一手大拇指指腹由下向上顺耳朵中线滑向耳翼尖所在之处就是角孙穴。

角孙穴具有疏风清热、消肿止痛、醒脑明目之功效，对白内障、目生翳膜、牙龈肿痛等病症有很好的疗效。

牙痛

牙痛，又称"齿痛"，是以牙齿及牙龈红肿疼痛为主要表现的口腔症状，是口腔多种疾病的一种常见症状。中医学将其分为虫痛和火痛两种。火痛又有实火和虚火的区别。实火多由胃火风热所致，虚火多由肾阴虚火旺所致。

◆表现

1. 根尖周炎引发的牙痛：患者表现为患牙自发性持续痛，疼痛也可向同侧头颞部放射；牙有伸长感，咀嚼时痛，垂直轻叩患牙有明显疼痛感；会出现颌下淋巴结肿、压痛。

2. 牙髓炎引起的牙痛：患者表现为自发性阵发痛，疼痛可向同侧头、面部放射，夜间疼痛尤为明显，在急性期时不能指出患牙部位；冷、热刺激会加剧疼痛；轻叩患牙有疼痛感。

3. 牙周炎引起的牙痛：患者会出现牙龈红肿、溢脓、出血，牙松动无力。

4. 三叉神经痛引发的牙痛：患者表现为阵发性疼痛，如电刺、刀割、针刺，持续时间较短，常为 10 秒至 1 分钟。

◆病因

本症一般是由于口腔不洁或过食膏粱厚味，胃腑积热，胃火上冲；或风火邪毒侵犯伤及牙齿；或肾阴亏损，虚火上炎，灼烁牙龈等引起。

◆治疗方法

手疗法：第一步，止痛点掐法 20 次；第二步，感冒点掐法 20 次；第三步，肾穴擦法 20 次；第四步，心肺穴擦法 20 次。

穴位疗法：按摩丝竹空穴，可辅助治疗牙痛。

防治小贴士

1. 平时需注意口腔卫生，勤刷牙、勤漱口；不宜食用刺激性食物。

2. 经常使用抗敏、防酸的牙膏刷牙，能减轻牙齿敏感，舒缓牙龈肿痛。

药膳：升麻薄荷饮，可清热散风，消肿止痛，对风热牙痛有很好的辅助治疗效果。

望面诊病

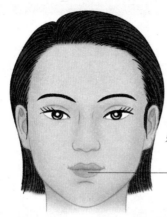

牙龈红肿、出血

牙痛的调理方法

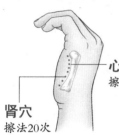

心肺穴
擦法20次

肾穴
擦法20次

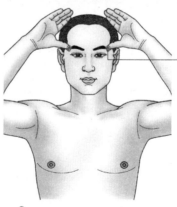

止痛点
掐法20次

感冒点
掐法20次

取穴技巧：
正坐，举双手，四指指尖朝上，掌心向外，大拇指指腹顺着眉毛向外按，两边眉毛外端凹陷处就是丝竹空穴。

耳门穴

丝竹空穴，属手少阳三焦经，按摩此穴，可治疗各种头痛、头晕、目眩；与耳门穴配伍，可治疗牙痛。

眩晕

眩晕是目眩和头晕的总称，眩是指眼花、视物不清和昏暗发黑；晕是指视物旋转，仿佛天旋地转，不能站立。因为眩和晕总是同时出现，故习惯上把它们合称作眩晕。

◆表现

根据发病原因和表现，可分为回转性眩晕、诱发性眩晕、浮动性眩晕和动摇性眩晕。回转性眩晕患者主要症状为天旋地转；诱发性眩晕通常发生在患者突然将头后仰，或坐着站起时；浮动性眩晕则会使人感觉好像踩在棉花上；动摇性眩晕会让患者如临地震，出现上下动摇的眩晕感。

本症患者常伴有耳鸣、耳聋、恶心、呕吐、腹泻、面色苍白、血压下降、头痛等表现。面诊见患者外眦有较粗大血管弯曲，色深，常提示眩晕。

◆病因

眩晕是脑神经功能失调的一种表现。如果只是偶然发生，那可能是熬夜、用脑过度，或室内空气太闷造成脑缺氧所致。但若是一再发生，则要考虑贫血、低血糖、直立性低血压、高血压、动脉硬化、颅内压降低、神经衰弱、脑血栓形成、鼻炎、药物不良反应等原因。

◆治疗方法

手疗法：第一步，头穴掐法20次；第二步，肝胆穴点法20次；第三步，关冲穴按法20次；第四步，中冲穴按法20次。

穴位疗法：五处穴具有宁神止痛、活血通络之功效，长期按摩此穴，可有效治疗头痛、眩晕、癫痫等病症。

防治小贴士

急性眩晕发作的患者，应静卧，解除精神紧张；忌饮酒、咖啡等刺激、亢奋性饮品；多食含维生素C丰富的水果，如柠檬、葡萄、猕猴桃等。

药膳：枸杞子炖羊脑，益精补肾，养血补虚，适用于肝肾亏虚的眩晕患者。

望面诊病

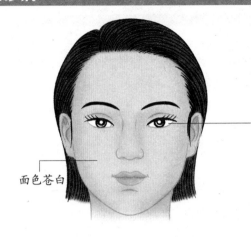

外眦有较粗大血管弯曲，色深

面色苍白

眩晕的调理方法

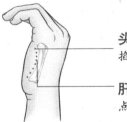

头穴
掐法20次

肝胆穴
点法20次

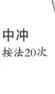

中冲
按法20次

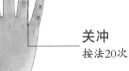

关冲
按法20次

取穴技巧：
一手中间三指并拢，其他两指弯曲，掌心向颜面，无名指第一关节没入发际，放于发际上正中处，则食指指尖所在的位置即五处穴。依此法找出另一侧的五处穴。

五处穴，属足太阳膀胱经，具有宁神止痛、活血通络之功效，长期按摩此穴，可有效治疗头痛、眩晕、癫痫等病症。

头痛

头痛是临床上常见的疾病症状之一，涉及多个系统，尤其是在神经系统疾病中多见，其病因十分复杂，发病率高。

◆表现

头痛通常局限于头颅上半部，是指包括眉弓、耳轮上缘和枕外隆突连线以上部位发生疼痛的症状。

面诊见患者黑睛正上方有一条较粗的毛细血管，常提示头痛；内眦上方毛细血管呈爪样增生，常提示神经性头痛。

◆病因

头痛是人体对各种致痛因素所产生的主观感觉，属于疼痛的范畴。致痛因素可以涉及遗传、饮食、内分泌以及精神因素等，目前尚不明确。

◆治疗方法

手疗法：第一步，头穴点法20次；第二步，前头点点法20次；第三步，头顶点点法20次；第四步，偏头点点法20次；第五步，后头点点法20次。

穴位疗法：按摩解溪穴对头痛、眩晕等病症，有很好的调理保健效能。

药膳：荷叶鸡蛋汤，有养阴清热、静心安神的功效，适用于阴虚阳亢引起的头痛。

防治小贴士

为预防头痛或防止头痛加重，应避免头部受到创伤，要保持心情舒畅，切忌情绪激动、紧张，同时饮食应富有营养、清淡，少摄入巧克力、酒、咖啡等饮食，忌食辛辣刺激的食物。

望面诊病

黑睛，正上方有一条较粗的毛细血管

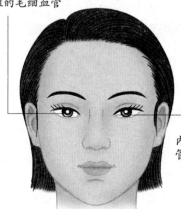

内眦上方毛细血管呈爪样增生

头痛的调理方法

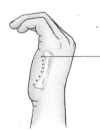

头穴
点法20次

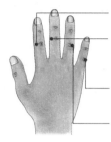

前头点：
点法20次

头顶点
点法20次

后头点
点法20次

偏头点
点法20次

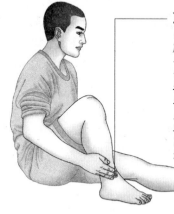

取穴技巧：
坐于平面上，一腿屈膝，脚放平，用同侧的手掌抚膝盖处，大拇指在上、四指指腹循胫骨直下至足腕处，在系鞋带处、两筋之间的凹陷处即解溪穴。

解溪穴可醒脑开窍，疏经活络，调理脾胃，针对头痛、眩晕、腹胀、便秘、脚腕痛、下肢痿痹、肾炎、肠炎等病症，有很好的调理保健效能。

失眠

失眠，又称为"不寐""不得眠""不得卧""目不瞑"，是经常不能正常睡眠的一种病症，常伴有白天精神状况不佳、反应迟钝、疲倦乏力，严重影响患者日常生活和工作、学习。

◆表现

患者表现为入睡困难或不能熟睡，容易被惊醒；醒后无法再入睡；睡醒之后精力没有恢复；频频从噩梦中惊醒，自觉整夜都在做噩梦；发病时间可长可短，短者数天可好转，长者持续数日难以恢复。面诊见患者额上1/3与鼻梁中线交叉处见竖纹，竖纹很深且部分发红，提示头痛、神经衰弱、失眠等。

◆病因

失眠的病因较复杂，包括环境因素、心理因素、生活习惯、疾病、药物、年龄因素等；不良的生活习惯，如睡前喝浓茶、咖啡，吸烟等；因某个特别事件异常兴奋或者忧虑都会导致失眠。

◆治疗方法

手疗法：第一步，合谷穴摩法20次；第二步，神门穴摩法20次；第三步，关冲穴摩法20次；第四步，安眠点摩法20次。

穴位疗法：强间穴位于头部，适当刺激可治疗头痛、目眩、颈项疼痛、癫痫、心烦、失眠等病症。

药膳：酸枣仁汁，可使精神安定，自然入睡，适用于失眠患者。

防治小贴士

床的硬度和枕头的高度应适中；生活有规律，定时睡觉，晚餐不宜过饱，睡前不饮茶和咖啡等刺激性饮料；以清淡而富含蛋白质、维生素的饮食为宜。

望面诊病

出现竖纹，竖纹
深且部分发红

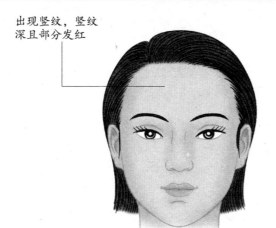

失眠的调理方法

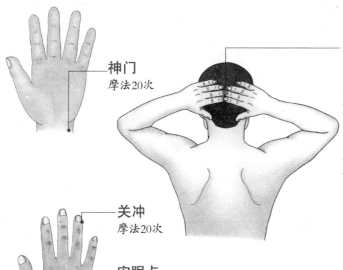

神门
摩法20次

关冲
摩法20次

安眠点
摩法20次

合谷
摩法20次

取穴技巧：

正坐或俯卧，伸双
手过颈，置于后脑
处，掌心向头，扶
住后脑勺，拇指和
中指指尖并拢向中
线，中指指尖所在
的位置即强间穴。
也可在后发际上五
横指高度与后正中
线交点处，定位强
间穴。

强间穴属督脉，可疏经通络，安神定志，
醒脑开窍，可治疗头痛、目眩、颈项疼
痛、癫痫、心烦、失眠等病症，并对脑膜
炎、神经性头痛、血管性头痛、瘾症等有
一定辅助治疗作用。

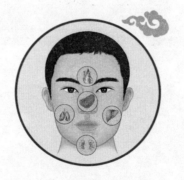